UP and GO NORDIC WALKING

「不倒翁」健走運動

不倒翁學校創辦人 郭健中 醫師

善用工具，強化活動力，
任何人都能隨時練習的肌力訓練法

推／薦／序

一起大喊「翻轉輪椅文化」！

臺安醫院 余秋月放射師

看完郭健中醫師的大作《不倒翁健走運動》後，心裡滿滿的感動。

整本書完全不藏私地分享，除了郭醫師帶著九十六歲高齡岳父，從摔傷後的退化到重回公園打太極拳的故事外，也知道受不倒翁健走運動幫助，再站起來的更多例子。書裡除了有許多健走運動的故事，還有具醫學根據的學理應用，更有一系列不倒翁健走運動的示範延伸說明，敘述詳細，極為完整。

當我們接觸健走運動後，就會開始想幫助他人，但要說明的是：我自身已讓母親成功使用健走杖，開始進行鍛鍊。在她第二次跌倒後，我讓她在家裡踩飛輪，慢慢踩半小時，最後做個加速（看不太出來有加速）。之後，叫她試著踮腳，觀察可以持續幾秒，最後勉強搖晃在第三秒快重心不穩時停下來。但是，當我拿著健走杖和她一起試著踮腳尖站立時，第一次就持續了五秒，讓我深覺振奮，於是我跟他說，以後每天練習十次，先讓她願意簡單做到。

到了第三天，她告訴我下樓梯腳不痛了，真讓人感動。教她健走運動後，我下班都會問她有沒有踩腳踏車和用健走杖練習踮腳尖？她都很認真地回答我：「有！」所以，成果是她自主訓練來的。現在還很興奮地想，要不要加到每天二十下呢！果然上過郭醫師的親子營是有幫助的，真期待媽媽會有更好的成果再跟大家分享。

我和郭健中醫師是臺安醫院的舊識。他在急診科如火如荼開著老年人因為衰弱而衍生的一大堆檢查單時，我就在下游的影像醫學科擔任放射師，也拚命完成這些檢查，在他終於逃出醫院後，我也慢慢覺醒。

鏡頭帶到郭醫師揮汗教授健走運動的場景，我在台下認真地聆聽著，心裡想：這是多好的理念：翻轉輪椅文化！這不是我每次去安養院探視爸爸時心裡的疑問嗎？那些安養院的長輩都是好好地坐在輪椅上，安靜地待著，這真是對他們好嗎？

拿到不倒翁學校的結訓證明，我的想法也改變了。人們要保持身體的活動功能，絕對不能只靠藥物，而是要能運動。但知易行難，絕大多數的人都知道要運動，但如何做？做什麼？閱讀了這本書後，我更明瞭「不倒翁健走運動」是一套有實證基礎，並且依據美國運動委員會 ACE（American Council on Exercise）建議，設計而成的運動。

最有趣的是，它以撲克牌的大小順序，規劃出循序漸進的動作，方便支持者把遊戲帶入健走運動。在醫院裡，我仍然每天依照醫囑產出醫生需要診斷的影像，但我發現許多人在開完刀後，仍然再度坐著輪椅回來做檢查，但明明手術是成功的，病人疼痛症狀卻沒有改善。因為他們仍需要運動與復健來維持肌力，只有減少關節負荷，才是根本之道。

但要如何做？何不來做個研究？研究不倒翁健走運動到底能不能幫助因疾病或老化、衰弱的人們，提升身體活動能力，於是我成為馬偕醫學院長照所的研究生，研究的題目就是「健走運動訓練對衰弱老年人身體活動功能的影響」。

很感謝我能去馬偕醫院老年醫學中心觀摩健走杖介入運動，對衰弱長輩的復能課程，很感謝我在不倒翁傑出校友中，找到願意共同研究的夥伴，我很想跟輪椅上衰弱的長輩說：「不要怕站起來！不要怕摔倒，而不站起來！可以站起來的！因為當你怕摔倒，而不敢站起來，當之後想站起來走時，更容易摔倒啊。」

期望未來論文完成，我也要一起大喊「翻轉輪椅文化」！

推／薦／序

用常訓取代長照，讓長照變短照

不倒翁學校副校長的貓

初識郭健中醫師，很難不聯想到《The Jungle Book》裡的那隻大熊「巴魯」，熱情洋溢，中氣十足。對比之下，老媽媽就像隻小小羊，在郭醫師的指引下，乖巧地完成一系列的體適能評估。

「八英呎起身繞行」測試，PR五%，亦即換算成百位等級，老媽媽是同年齡組的倒數第五名，簡直就是末段班。仍被好心的郭醫師納入「SUNVIS陽光活力中心」這個大家庭，在耀中、鼎翔、小蔡等治療師／天使教練群的指導下，開始她的運動訓練。同時，在郭醫師的建議下，棄單邊手杖，改持健走雙杖，步態立刻穩健許多。自此，老媽媽出門，總不忘她的健走杖。

那是郭醫師第一次接住正日益衰弱的老媽媽。

當時完全沒想到，老媽媽將踏上一段奇幻的人生旅程。

不久，老媽媽腰椎壓迫性骨折，經主治醫師及郭醫師評估，皆建議：不打骨水泥，因為弊大於利；改穿背架，避免已變形的椎體再往後滑脫。郭醫師更進一步地鼓勵老媽媽持續運動。

他說：「不開刀，並不是消極保守的治療，而是積極運動復健治療的開始。」

後來，老媽媽在例行健檢中，發現罹患乳癌。在確診報告尚未出爐，前景混沌未明之際，郭醫師發揮急診科醫師的天性：先想最壞的，分析了各種的可能性。還不忘鼓勵老媽媽在開刀前，趁還有機會的時候，加強訓練，就當作要爬合歡山之前的體能訓練。

郭醫師屢屢在關鍵時刻接住向下墜落的老媽媽。

因為在「SUNVIS 陽光活力中心」不間斷地運動，老媽媽的體適能 PR 值一路攀升，受傷的骨頭開始癒合，有足夠的肌力將脊椎的角度維持得相當好，得以擺脫背架的束縛；健壯到足以挺過癌症手術，還得到來自醫療團隊對老媽媽生理機能的正面評價。由於手術部位會有組織沾黏等問題，進而影響患側肩膀的活動度。因此老媽媽在術後立刻接受蕭卲軒物理治療師的治療與指導，進行不同階段的處理。包含放鬆筋膜、增加關節角度以及增進心肺、肌力等等。短短三個月，老媽媽的肩膀功能就恢復正常，體能表現上也逐漸回到術前的狀態。順利地重返「SUNVIS 陽光活力中心」，享受她的活力人生。

相較之下，因中風、帕金森氏症、跌倒等因素而坐輪椅或臥床的人、心臟衰竭第三級，走路都會喘的人、因病毒感染引發神經痛的人等，體能狀態更遠不如最初被郭醫師接住的那個衰弱老媽媽，要運動談何容易。

郭醫師雖是領有教練執照的健身教練，但體內永遠駐守著急診醫師魂。在他眼中，沒有不能收的病人／練習者。只要有機會，他都願意全力以赴地接住他們。

「再虛弱的人，都有適合他量身訂作的運動處方。」郭醫師說。

面對疑難雜症狀況複雜的人，他本著急診醫師的膽識，來者不懼，先鼓勵，再想方設法地找出安全、合適又有效能的動作。一旦練習者完成動作，郭醫師發自內心的雀躍歡呼聲，會讓人有種破了世界紀錄的成就感。

他常把陪伴練習者的親朋好友拖下水，連外籍看護也一視同仁，成為加油團的一員，跟著一起運動。讓大家覺得自己不孤單，只要有願，全宇宙都會來幫忙。

帶領運動的過程中，郭醫師琢磨出一套健走運動，不倒翁學校於焉成型。他並不藏私，所有的健走運動都錄成影片，放在網路上供大家免費取經。也應邀至各地開辦「不倒翁學校健走運動研習課程」，參加的人有的是為了自助，有的是為了照顧親人，有的則是應用在工作領域，不倒翁學校因而在各地開枝散葉。

承蒙郭醫師禮遇，邀請老媽媽擔任不倒翁學校的名譽副校長。因此，老媽媽曾在「不倒翁學校健走杖親子共學小團體」現身說法。朋友的長輩，原本抗拒來上課。在課堂中，發現自己並不孤單。而同儕之間的模仿學習，讓長輩回家後持續並努力地練習健走運動，最終能走出家門，享受祖孫三代同遊之樂。

郭醫師說：「神經肌肉協調性可以在兩三週內大有進步，但肌力的進步要耐心鍛練三個月。」

說要出去玩，誰都會想動起來！

為了強化練習者運動的動機，領有導遊執照的郭醫師跟小島治療所的詩媛（洪洪）及淑廷（毛毛）治療師／天使教練群聯手規劃「不倒翁健身旅遊團」。並且由醫師及治療師全程陪同：站不起來，有人指導；爬不上階梯，有人鼓勵；走不動，有人陪伴。如此用心，全為了讓練習者即便有病痛在身，也能安心地沉浸於大自然的身心療癒。

身為名譽副校長的老媽媽，應邀參與第一次的「不倒翁健身旅遊團」場勘。就在那次的場勘，天使教練驚豔老媽媽的體能，於是力邀老媽媽自我挑戰。歷經「SUNVIS陽光活力中心」兩個月的特訓，老媽媽終於在洪洪、毛毛天使教練的陪伴及其他同團夥伴的鼓勵下，手持健走杖，一步一腳印地登上小奇萊步道、合歡山主峰。從此，老媽媽成為「不倒翁健身旅遊團」的鐵粉，幾乎無役不與。

運動三個月，就有體力出去玩！

郭醫師深知難就難在那「三」個月，容易質變成「三」分鐘熱度！於是鼓勵不倒翁學校校友在各地成立「不倒翁健走隊」，固定時間、固定路線。走得快的人多繞幾圈，老媽媽走得慢，那就反其道而行，三不五時跟迎面而來的隊友打招呼，一點都不用擔心跟不上。一群人老老少少持健走杖一起走，走得遠，走得久。同時，走出健康風潮。健走杖不再是衰弱的象徵，讓旁觀的長輩們更願意一起加入「不倒翁」的行列。

為了翻轉輪椅文化，郭醫師總有用不完的精力及點子。而這一次，郭醫師則要借助時報出版之力，號召更多的助人者、照顧者，共同編織更大的防護網，接住更多的「老玩童」，開創一個不用害怕跌倒的社會文化。甚至，跌倒了還能拍拍屁股站起來，繼續享受人生！

運動即良藥，用常訓取代長照，讓長照變短照。

推／薦／序

學走路，學睡覺，健康活到老

知識睡眠館　劉智源總經理

早期我在醫院的放射科，天天都能透視人體的骨架；之後學習日式整脊與美式整脊，發現許多疾病都與脊椎歪曲影響身體自癒修復的能力有相關。遇見郭醫師的健走運動，每天拿起健走杖七千五百步，一個月會讓肌肉更有力量、呼吸更順暢、循環也更好，三個月改變你的體態，讓你更年輕。

愛上健走運動的我，每天健走五公里，目前結合公司的品牌活動推廣，學走路，學睡覺，健康活到老，讓更多人認識健走運動，發揚不倒翁學校精神，希望能幫助更多需要的人！

推／薦／序

沒有什麼比全家人的健康更珍貴！

恩主公醫院橫溪護理之家　黃品婕護理長

二〇二〇年，我帶著機構的長輩參加了自己醫院的「花甲11路復能活動」，看到他們可以外出的喜悅，有了想要將健走杖帶進機構的想法。

自向上陳報開始行動直至今日，不曾間斷。中途雖曾遇到長輩偷懶、不願意配合，覺得集體運動是病人做的事等等，但至今都已不是問題。只要時間一到，他們都會自己拿著健走杖到指定地點集合，已經一年了，長輩們能力也越來越好。

除此之外，我還帶著媽媽和姪女，一起參與陽光活力中心的健走運動。家人同時拿健走運動共學，也讓遲遲不願意運動的媽媽，願意跟著我到運動活力中心做肌力訓練。

目錄 Contents

Part 2

到底什麼是健走杖？

Part 3

開始練習不倒翁健走運動

Part 4 冒一點險，擴大舒適圈

作／者／序

用健走杖打敗肌少症——九十七歲 Sunvis 爺爺從輪椅站起來的故事

Sunvis 爺爺是我的岳父，也是 Sunvis 陽光活力中心的第一位練習者、年紀最大的練習者。中心剛開幕還在試營運時，我就立刻幫岳父報名繳了三個月學費。媒體報導他從輪椅站起來的故事，激勵許多銀髮族，也讓他搖身一變成為銀髮健身的活招牌，來運動的練習者看到一位用健走杖走路的爺爺，就知道他是 Sunvis 爺爺。

Sunvis 爺爺從中年就每天打太極拳，九十四歲時因為在公園打太極拳時跌倒，一起打拳的朋友看他走路不穩，怕他再次發生意外，便勸他不要再來打拳。從此，外籍看護便定時推著輪椅，送他去公園曬太陽。公園裡常看到一排坐輪椅的老人，旁邊有一群外籍看護聚在一起聊天，散步的其實是看護，坐在輪椅上的老人多半面無表情，很少有機會再站起來。

我是一位急診醫師，在急診室工作二十年，看過太多跌倒的老人家。在浴室滑倒、下階梯腳踩空摔倒、走在人行道絆倒。還有原本以為是意外車禍撞倒，來急診檢查之後發現是腦中風。**各式內科疾病也都有可能是跌倒的原因，例如：暈眩、低血糖、敗血症，電解質不平衡，站起來眼前一片漆黑而昏倒。**

老人家跌倒之後，若幸運沒有骨折臥床，一年之內再次跌倒的機率是六十%，再次跌倒的結果就不見得會那麼幸運了。跌倒造成髖關節骨折，預後不好，約有五十%的病人會因此行動不便，依賴輪椅或臥床，老年生活品質低落，長期臥床併發症多，照顧起來更不容易。一年內之死亡率約為十五%，五年內死亡率更高達八十五%。平均每個病患家屬與社會支出的花費新台幣一百萬元。跌倒除了髖關節骨折，也可能造成頭部外傷、腦出血等更嚴重的後遺症。

急診醫師處理的大多是病患跌倒受傷之後的急性醫療或長期臥床產生的併發症。岳父跌倒坐輪椅後，越來越像我每天在醫院遇到的病患，我突然意識到自己也是病患家屬。跑急診的噩夢不斷輪迴，我開始思考傳統醫療照顧外的方法，積極尋求可以幫助他恢復行動能力的方法，希望還來得及逆轉。

從網路上得知北歐式健走，**用兩支健走杖走路，多了兩個與地面的支撐點，底面積增加，提升穩定性，可以避免跌倒**，剛好適合岳父走路不穩的狀況。因為不知道哪一種比較適合，於是就上網訂購了七副不同形式的健走杖。全家人一起拿著健走杖，陪岳父練習走路。剛開始他走一百公尺就累了，需要坐下來休息，還抱怨拿兩支健走杖走路，手好痠，不想走。於是，我們半哄半騙，開車帶著輪椅載他出去玩，遇到輪椅過不去的地方，就扶他站起來，將起立坐下也當作復健訓練。在國父紀念館和小孫子玩拖牛車，推著輪椅走路。他慢慢適應使用健走杖，越走越遠，原本的單手拐杖就再也不用了。經過三星期的練習，可以不用休息，一次走五百公尺，直接到我家。

看我們在平地上用兩根杖走路，好像滑雪，不時有人投以異樣的眼光。有路人很興奮地說自己也有一副

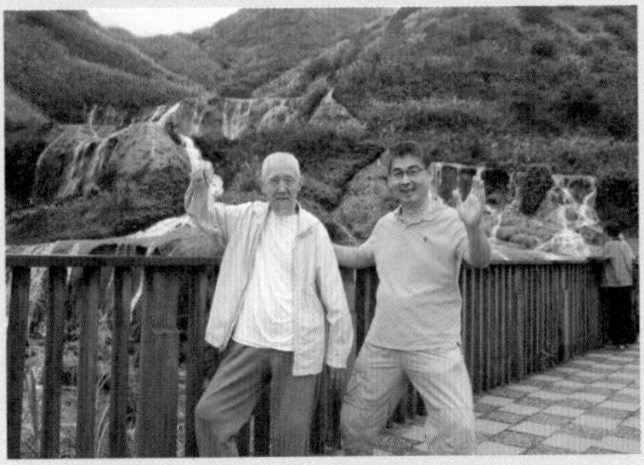

郭醫師與其岳父

健走杖，是孝順的女兒送的，但不好意思拿出來用，知道岳父從依賴輪椅進步到可以靠健走杖自己行走，不需要人攙扶，便由好奇轉為讚嘆羨慕的表情，下次要陪我們一起走。岳父引領高齡族群的健走時尚風潮，自己也很高興，走到哪裡都要帶健走杖。

大約開始陪他練習走路後兩個月後，有一天晚上到他家，電視看到一半，他居然自己站起來，說要去睡覺，我和老婆對望一下，睜大眼睛看著他從我們面前走回臥室。他可以用健走杖自己從沙發站起來，表示體力進步創新紀錄。我們才恍然大悟，原來以前每次去看他，他都是坐在沙發上看電視，茶來伸手、飯來張口，看護照顧得很周到，很少需要起身走動，累了就睡在沙發上，也不好意思開口要我們扶他進房睡覺。等到電視節目結束，發現他睡著了，我們要扶他起來進房時，即便站不起來，自然也不以為意。所以，我們晚了半年才發現他走路不穩的問題。我的愧疚感獲得解套，原來退化是漸進的過程，長輩會慢慢適應，發展出替代的行為模式，讓家人不容易察覺長輩肌少症的問題。

當發現長輩走路速度變慢，站坐姿勢變換呈現慢動作，或是不喜歡走路，整天坐著看電視，就有可能是肌少症問題。應該要超前布署，積極的復健，增強肌力。使用輪椅看似安全，卻喪失了運動鍛鍊的機會，使得肌肉更加萎縮，並不是真正解決問題的辦法。站起來運動可能會有跌倒意外的風險，但不運動虛弱無力，未來跌倒的風險更高。有了健走杖的支持，恢復行動能力，他會自己去倒茶喝水、澆花，上廁所不需要幫忙，生活品質改善很多，臉上也多了一些自在的笑容。

聽到健走杖回春的功效後，剛好母親節快到了，醫院的同事們陸續團購了一百多副健走杖回家，當作最好的母親節禮物。由於健走杖的使用還不普遍，很多長輩不好意思拿出來用，擔心用拐杖顯得老態龍鍾，自己不服老，還沒嚴重到需要用拐杖的程度，寧願大晴天拄著雨傘。我建議同事每人至少要買兩副，除了送媽媽，也要陪媽媽一起使用健走杖走路。我也準備了幾副健走杖放在急診室備用，遇到老人跌倒來急診，適合的對象就會教他使用，並免費借一副給病人帶回家試用，下次回診時再歸還急診室。

醫學研究證實，運動對許多慢性病都有好處，運動即良藥，如果有這樣的良藥，值得醫師好好研究學習，看診的時候可以開運動處方給病患。因此我去加拿大溫哥華進修，取得加拿大 BCRPA 高齡運動教練資格，以及美國 ACE 個人運動教練證照。加拿大號稱是退休人士的天堂，進修期間我特別注意加拿大的銀髮健身產業，運動中心裡很多銀髮族從事運動，我曾遇到一位九十三歲的教練，免費教導新生學習匹克球（Pickleball），是一種適合銀髮族、類似網球的運動。森林公園裡的小徑，經常看到使用健走杖的健康老人，從我身邊快步超越。

醫院也針對特殊族群發展運動計畫，如BC省的婦女醫院為改善停經後婦女的骨質疏鬆問題，推出Osteofit運動計畫。心臟與中風基金會推動的living well生活計畫，與診所合作，讓有心血管疾病的患者，能在醫護人員的監控下，安全地從事運動。加拿大似乎人人都有運動教練，就像人人都有家庭醫師一樣，銀髮社區裡甚至還有推著助行器的團體有氧運動課程，也常常看到招聘及培訓運動教練的徵人廣告。

我原本覺得自己的體力日漸退化，想練練身體，但以前跟著教練運動，被操到受傷，心裡有點陰影，於是心想深入學習運動訓練理論，找教練的老師來教我，不是更安全嗎？所以就花了幾十倍的學費報名教練班，而不是樂齡運動班。報名面試時，班主任原本有所顧忌，要我去找醫生體檢，確認是否適合參加教練班，我跟班主任說我自己是醫生，帶岳父用健走運動從輪椅站起來，受到親身經驗的啟發，認為運動就是良藥，想要學習如何運動健身，班主任受到感動，才通融讓我報名。

最後一個月學科術科課程結束，每個人要設計運動課程，輪流當教練或練習者，練習帶領團體運動。帶完我所設計的運動後，老師說：「很好的暖身活動，接下來的主要運動呢？」我說：「我設計課程的假想對象是像我岳父一樣衰弱的銀髮族，這樣強度就是主運動了！」其他的同學年輕力壯，設計的大多都是高強度的動作，甚至老師還加碼示範，如何運用競賽和音樂節奏帶動氣氛，讓運動訓練像遊戲，提升練習者運動的樂趣。跟著年輕的同學操練幾次，我的腳便受傷、不良於行，**將近二個月的時間，我必須依賴健走杖才能行走，禍福相依，在我學習運動理論最顛峰的期間，正好讓我有機會親身實驗健走杖的各種使用方法，成為日後發展不倒翁健走運動的基礎。**

一年後回國，我的岳父又退化到只能依賴輪椅，因為單靠外籍看護陪他，很少走路，敵不過年齡退化的速度，所以比從前更虛弱。剛好陽光基金會在民生社區開設了Sunvis陽光活力中心，這是特別為銀髮族設想的運動空間，將原本服務燒燙傷病患重建的物理治療師與職能治療師，投入推動銀髮族運動的服務領域，希望藉由運動健身，延緩高齡失能的程度。

我立刻為當時九十五歲的岳父報名成為陽光第一位也是最高齡的練習者，由具有物理治療師背景的謝耀中教練，為他進行每週二次，一次六十分鐘的個別運動指導。訓練三個月後，我帶他去台大校園打太極拳。通常打不動退出的人，往往一去不復返，岳父還能回來打拳，甚至可以打完一百零八式太極拳，站一個小時不用撐健走杖，昔日的老拳友們都圍過來歡迎他，實在太令人感動了。

以前總是擔心老人家什麼時候會跌倒受傷，需要送急診或住院。現在陽光活力中心的教練會告訴我們，Sunvis 爺爺當初舉多重或是走多遠，創造了什麼新紀錄，每次運動完走出來都成為其他練習者的榜樣，接受英雄式的歡呼。除了運動訓練，職能治療師背景的廖淑廷教練還細心地針對他失智的問題，安排了認知和音樂治療訓練。我太太也加入陽光當練習者，開始規律地運動，甚至參加陽光活力中心舉辦的中高齡運動指導員培訓班。到中心運動一年來，全家的氣氛有很大的改變，運動真的是良藥。

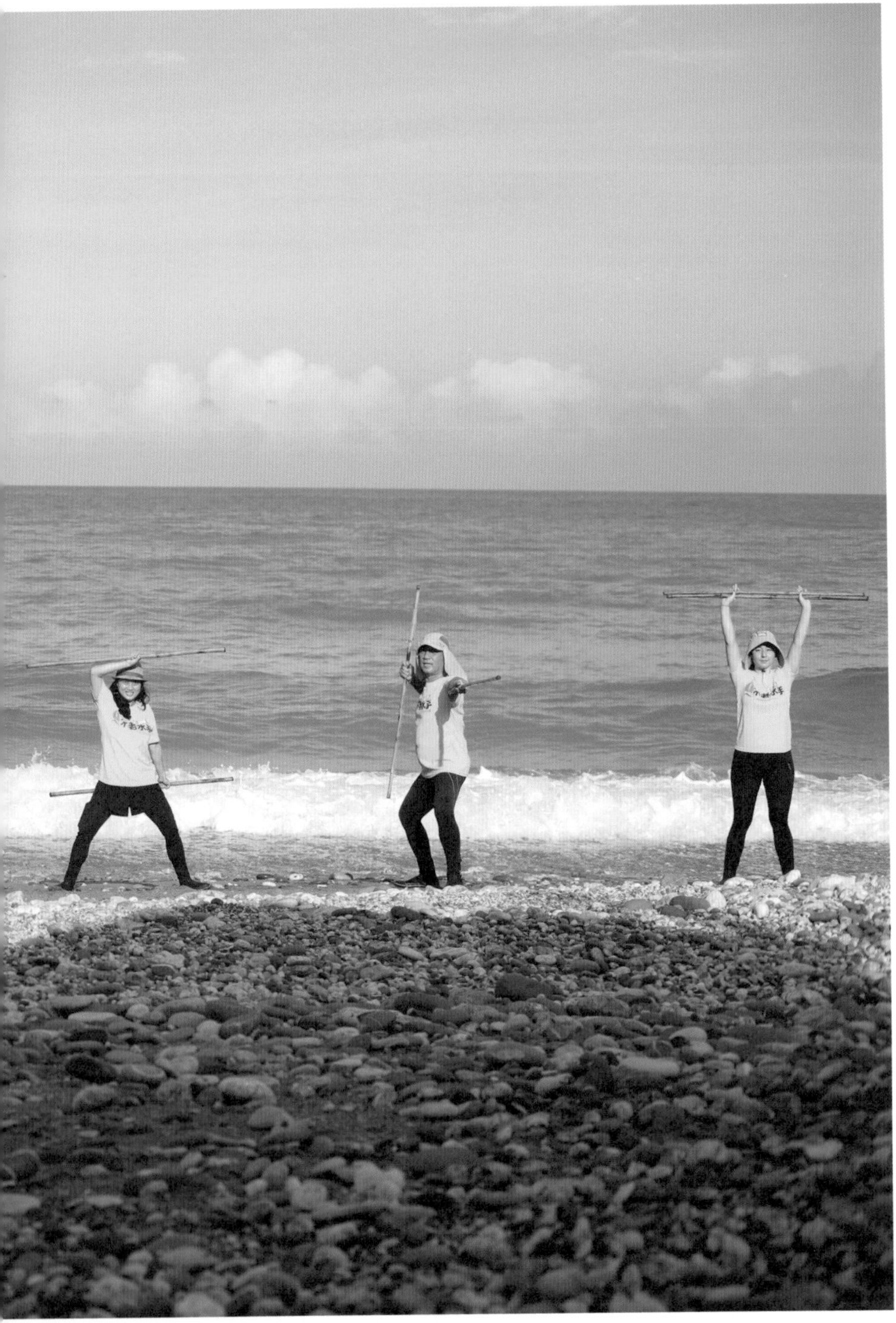

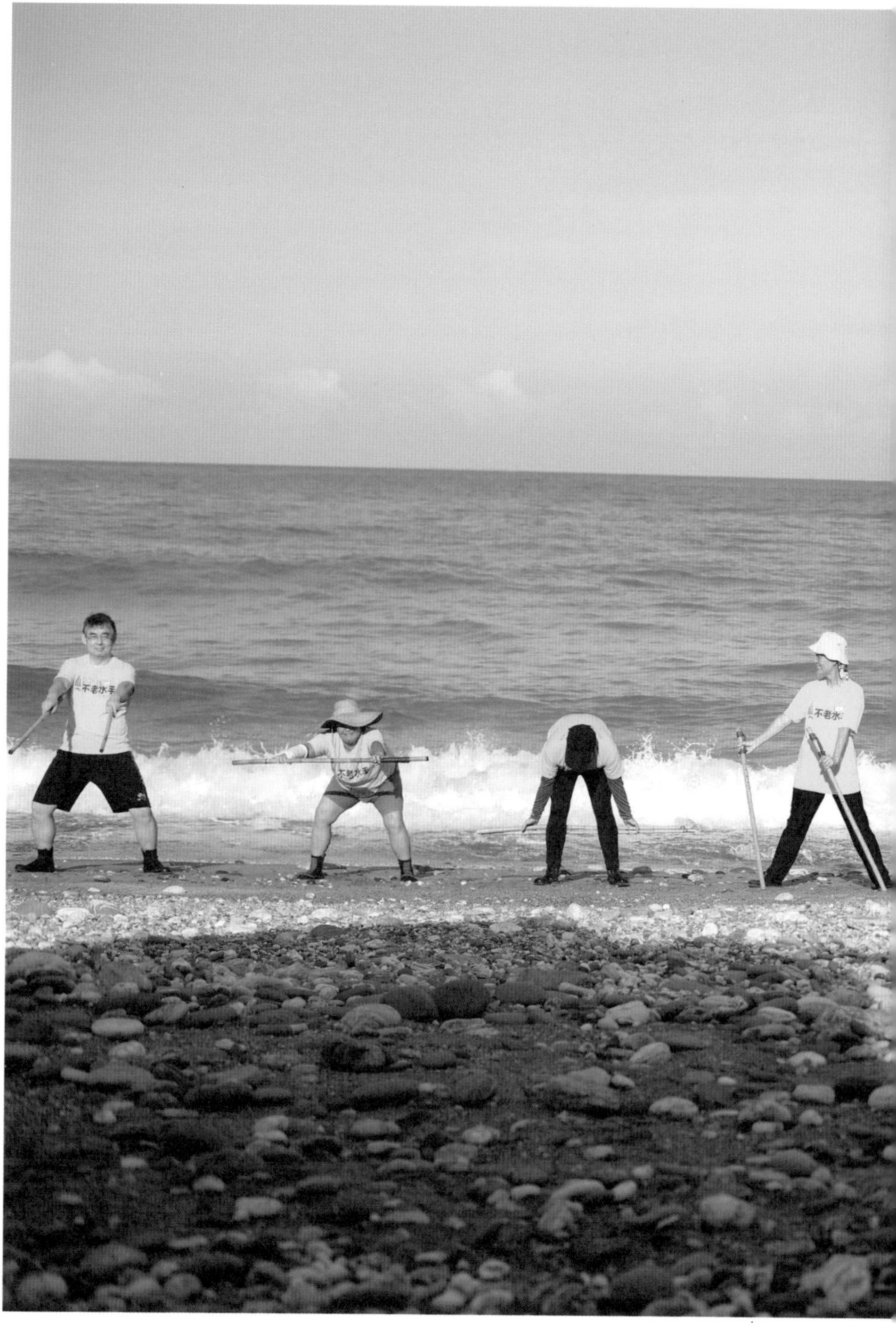
不老水手
不老水手

Part 1

銀髮族聰明運動的SMART原則

訂定合理的目標，吸引人們開始運動

許多練習者覺得我很會帶動氣氛，覺得跟我一起運動很有樂趣。詢問要如何評估新練習者，並決定是否有進步的空間，訂定合理的運動目標？我想除了個人特質外，運動教練也可以將管理學大師彼得．杜拉克（Peter Drucker）於一九五四年提出的「SMART原則」應用在銀髮族運動健身的目標制定上。建議設定目標時，應該把握五個原則。以下便分享我的經驗和心得供大家參考。

Specific 特異性

評估練習者的體能現況，針對關鍵問題或障礙加以改善。銀髮族健康狀況退化是全面性的，影響生活品質最重要的關鍵便是自主行動能力。**不倒翁健走運動的主要目標族群是虛弱走不穩或站不起來的銀髮族，訓練的目的是要「能站能走」，必須特別針對下肢的行動能力設計訓練動作，協助練習者設定站起來走的目標。**坐在椅子上比手語歌很熱鬧，老人家也很願意跟著做，但做再多也不會提升行走能力。

曾經有一位住在高級安養中心的練習者，這個安養中心每週有兩次物理治療師帶領的團體運動課程，但為什麼還捨近就遠，特別搭計程車來陽光活力中心找我運動？答案很簡單，她說：「安養中心怕老人跌倒，都教人坐在椅子上運動，但是我想站起來。」使用健走杖就可以站起來運動！**練習起立**

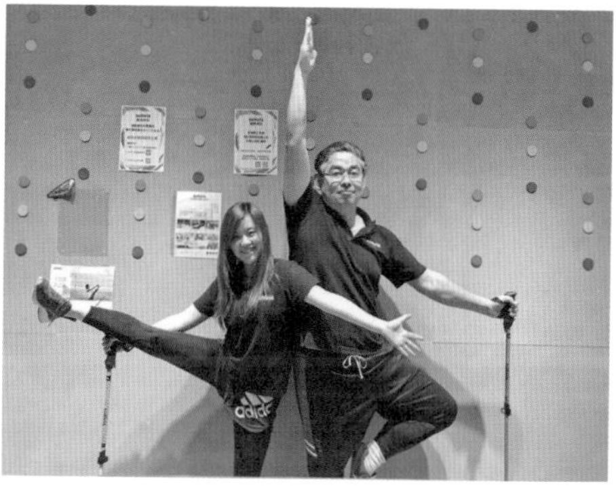

善於帶動氣氛的郭醫師與其夥伴

坐下的動作，永遠會比坐在椅子上運動有效，才能有助於達成站起來行走，恢復或維持行動能力的目標。

Measurable 可量化

在台灣，配合社區對老人的衰弱篩檢，在「長照二‧○」中，將「骨質疏鬆性骨折指數」（study of osteoporotic fractures index，SOF index）選為篩檢老年衰弱症的工具。「衰弱指數」（SOF index）由三個指標構成：

①未刻意減重狀況下，過去一年體重減少三公斤或五%以上

②無法在沒有使用扶手的情形下，從椅子上起身五次

③最近感到意興闌珊或提不起勁

符合一個條件為衰弱前期，符合兩個條件以上（含）則定義為衰弱。

「臨床衰弱評估量表」（clinical frailty scale 1-9），與衰弱指數有高度相關，是

臨床較快速且容易執行的工具。量表將老人分為九個等級，從健康老化到臨終狀態，不良預後的風險隨著等級增加而升高。這個量表的好處是用圖示清楚明瞭，不需要特別做測驗，就可以判定衰弱等級。

不倒翁健走運動就是針對衰弱等級四到七的人所設計的運動。從第四級脆弱較易受傷害，圖示使用單手拐杖者，到第七級嚴重衰弱，圖示為輪椅依賴者。這些衰弱長輩應該需要輔具支持，若是民眾使用行動輔具的觀念不正確，過與不及，都可能會誤判。

- 第四級　可以慢走的長者。可以採用日式健走較穩妥的方式，加大步伐，加快行走速度與距離。
- 第五級　可以站得穩的長者。可以採用健走運動的第六階段靠牆或在椅子前練習深蹲分解動作，加強鍛鍊下肢及臀部肌力。
- 第六級　能被扶著站起來的長者。可以練習站在原地運動，練習健走運動的第三階段四點著地，或第四階段三點著地，及第五階段重心轉移。
- 第七級　坐輪椅的長者可以練習健走運動的第一階段坐姿的下肢運動，有信心再進步到第二階段嘗試起立坐下。

臨床衰弱量表

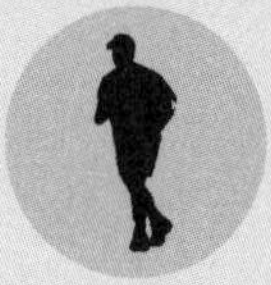

1 非常健康

健壯、活躍、精力充沛並充滿動力，定期運動且處於所在年齡階段最健康的狀態。

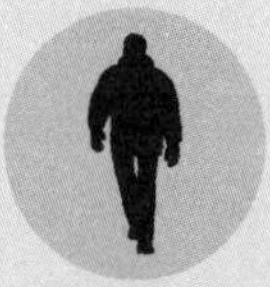

2 健康

無明顯疾病症狀但不比等級一的人健康，經常運動，偶爾活躍（例如：季節性）。

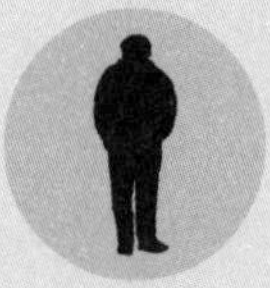

3 維持良好

患有疾病但控制良好，除了規律行走外，平時並不活躍。

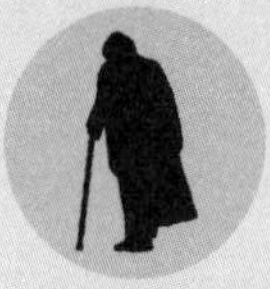

4 脆弱較易受傷害

日常生活不需仰賴他人，但活動常因身體的症狀而受限，常見的主訴為「行動緩慢」和（或）白天時覺得疲憊。

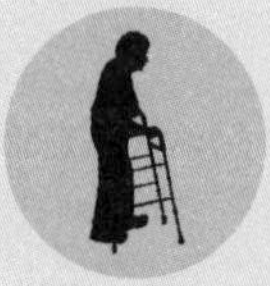

5 輕度衰弱

明顯的動作緩慢，工具性日常生活活動（例如：理財、搭乘交通工具、重型家務、服藥……）需要幫助。

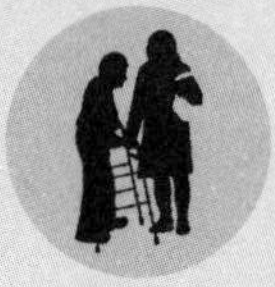

6 中度衰弱

所有室外活動和家務均需要協助，在室內上下樓梯常有問題，洗澡需要幫助，穿脫衣服可能也許要輕微的協助。

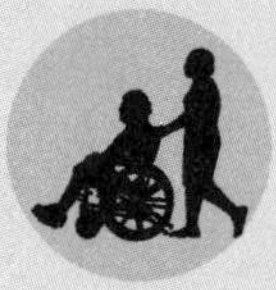

7 嚴重衰弱

無論原因（身體或認知功能下降）而導致生活完全無法自理，但身體狀況相對穩定而無死亡風險（六個月內）。

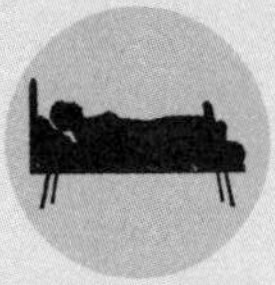

8 非常嚴重的衰弱

生活完全無法自理，接近生命終點，即使得到輕微的病症也難以康復。

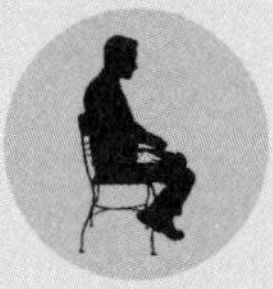

9 末期

接近生命終點，這個時期包含不符合衰弱定義但預期壽命少於六個月的人。

有些長輩走不穩其實需要枴杖，但出門怕顯老，不肯用拐杖，寧願走很慢或宅在家中避免活動。又有些長輩用拐杖還能走，但因為怕跌倒骨折，就直接坐輪椅。**過與不及都會減少運動鍛鍊的機會，建議使用兩根健走杖協助長輩運動鍛鍊，增進行動能力。**

進行專業諮詢與評估

開始執行運動計畫之前，建議先找教練做運動諮詢和評估，教練會透過會談及體適能測試，瞭解銀髮族的身體狀況，找出潛在的問題。先釐清疑慮，解說運動的安全注意事項，再避開禁忌的危險動作。**透過教練的說明，才能信任教練，願意配合教練的指示。針對需要訓練的項目，設定優先順序，擬定適合個人的運動處方。**

教育部體育署公告銀髮族體適能檢測項目中包含了「抓背」、「椅子坐姿體前彎」、「肱二頭肌手臂屈舉」、「椅子坐立」、「原地站立抬膝」、「椅子坐立繞物」及「開眼單足立」等七大項目。根據訓練虛弱長輩行動能力的目標，建議選擇與下肢活動相關的四項作為運動前後訓練成效的檢測工具。分別為「椅子坐立」、

「原地站立抬膝」、「椅子坐立繞物」及「開眼單足立」等。

依個別狀況做動作變通

以椅子坐立為例，從坐在椅子上的姿勢開始，測驗三十秒內，站起坐下的次數，最後有站起來也算一下。SOF衰弱評估法中，也運用起立坐下作為下肢功能的指標，同時也是三項指標中較為客觀，容易執行的測驗方式。若無法在十五秒內，不用手支撐的情況下，從椅子上站起來五次，衰弱指數加一分。

無論是SOF衰弱評估法或是銀髮體適能檢測，都有標準的測量程序，但是在臨床應用上，若無需與大眾常模比較，而是著重在個人訓練前後的差異，測驗的方式便可以依個別狀況變通，只要前後測驗的條件相似即可。

為了引導銀髮族適應健走杖，感受到有健走杖支撐的好處，我請練習者使用健走杖輔助練習測驗的項目，特別是「開眼單足立」，若是沒有健走杖的安全支撐，很多人擔心跌倒，根本不願意嘗試。有健走杖支撐之下，測驗三次，當場就會發現測驗的成績一次比一次進步，練習者也會比較有信心。

Attainable 可達成

想達成設定的目標，我發現一個「Smile 微笑原則」，訂定這個目標會讓練習者感到開心，會心一笑，表示練習者起心動念，不是教練一廂情願的強迫，而是經過鼓勵討論後，自己願意去努力達成的目標。

有些家屬很熱心，剛開始訓練時就不斷催促逼迫。雖然是因為長輩重聽才要大聲說話，但還來不及享受辛苦訓練的成果，就被潑冷水，總會充滿挫折感。**長輩有獨立自主的人格，需要更多的尊重，教練的任務之一是陪伴。經常是我先提出要不要休息的關心，而不是一直逼迫到受不了才喊停。**如果預計做十下，許多人總是會想要多做二至三下，因為我會設計練習者能勝任愉快的動作，如果做到一半發現太過困難，便立即修正，將動作的難度降階，這就是個別指導和跟著影片學習的差異。有一位資深的物理治療師告訴我，會根據練習者的程度設計降階的動作，才是物理治療師過人之處。如果要讓練習者挑戰更困難的動作，就設定做三下就好。

Relevant 相關的

長輩的願望有時候簡單到令人感到心酸：走得動、吃得下、睡得著。根據長者的意願，傳達運動就是良藥的信念。**學習用健走杖、助行器等輔具就不怕跌倒，可以站起來活動，多運動促進腸胃蠕動，幫助消化，排便順暢，便不會便祕腹脹，運動後消耗熱量就會感到飢餓，胃口變好，只要牙齒健康就會吃得下。**

睡前適度的運動，運動後累了就很容易入睡，提高體溫有助入眠，增進睡眠品質。少吃安眠藥，便可減少頭昏跌倒的意外。從認知運動的好處，形成運動健康的觀念，就容易付諸行動，朝著目標前進。

因此必須與練習者討論，回顧過去的運動經驗，或是發掘妨礙運動的障礙，目標的設定要與個人生活經驗產生連結，重現往日雄風。或是願意去探索新的領域，突破舒適圈。

生活有希望，心情就跟著愉快

出去玩是行動能力的展現，想要出去玩的夢想，會讓整個訓練過程的辛苦努力，都變得可以忍受。每當練習者陷入低潮時，我會與練習者重溫舊夢，討論一些出去玩的細節，或是分享其他人出去玩的趣事。

出去玩不一定要舟車勞頓跑去遙遠的地方。有位跌倒後髖關節骨折開刀的老先生，九十二歲住在五樓，出門下樓不易，申請居家醫療。我第一次去家裡看他時，已經術後兩週，他兒子非常孝順，將老先生照顧得很周到，躺在沙發床上看電視，薄被單、大小枕頭擺得舒舒服服，飯來張口，茶來伸手，一副準備好長期臥床的態勢。

我鼓勵他坐起來，以便評估他的身體狀況，老先生沒有什麼手術後疼痛的問題，只是害怕再次跌倒，因此不敢下床活動。言談中覺得自己變成兒子的照顧負擔，很難過，不知道該怎麼辦才好。我扶老先生站起來走動，並沒有太困難，只是害怕跌倒，稍微動一下會感到喘而已。

於是我給他一副竹健走杖，教他使用技巧，在較高的餐桌椅練習起立坐下，三十秒內可以起坐六下。用健走杖輔助下走路也比較安心，他高興地告訴我，以前都會去公園運動，可是現在害怕下樓跌倒，好久沒去了，好想下樓去公園喔！

我邀請他的兒子來參加不倒翁學校健走杖課程，學習如何用健走杖幫助長輩運動，上下樓梯。一個月之後約定訪視的時間到了，他已經在樓下公園等我，我和居家護理師陪著他和兒子，四人一起慢慢走了五百公尺，到大湖公園郵局領錢，兒子說以前每個月爸爸都會自己去郵局領錢，沒想到在網路銀行這麼發達的時代，走去郵局領錢會成為髖關節術後，老先生運動訓練的目標呀！

有人說：「世界上最悅耳的聲音就是硬幣掉進撲滿的聲音。」育睿診所一位非常**用心做居家醫療的楊千慧醫師，她會準備一個小豬撲滿，指導病患在家做運動，每天有完成指定的運動量，就請家屬投十塊錢到撲滿裡，這樣就可以鼓勵病人每天做運動**。不用真的花錢，卻讓長輩有運動可以賺錢的動機，實在是妙方。

慢慢嘗試，找到努力的方向

設立運動目標並不是教練說了算，而是要與練習者共同築夢，引導出讓練習者眼睛發亮的願望，從過去的生活經驗中找尋線索。有一位喜歡下廚房做菜的老先生的願望是能夠自己走去菜市場買菜，就陪他練農夫走路提重物；有一位喜歡唱藝術歌曲的老太太，就陪他邊走邊唱練氣，讓丹田有力，目標是三個月唱完紅豆詞。

有一位多處轉移的抗癌勇士，以前是田徑選手，只是希望有人指導她正確安全的運動，我就告訴她等長收縮是最安全的運動，用力握拳可以改善患側術後的淋巴水腫。在小範圍內對抗彈力帶的阻力，都是很安全的動作，可以自己慢慢嘗試，不要因為不能做的動作而難過，強調能做的動作多做，她找到努力的方向，就很開心。

另外一位八十多歲的練習者，來參加健走杖親子共學小團體時，站起坐下很緩慢，抓到使用健走杖的技巧後，回家努力練習，二週後，第一次來找我個別運動指導時，已經進步許多，三十秒起立坐下十次。每次運動完回去後，都會痠痛兩天，但是自己也感到步態比較穩定。

有一次他告訴我，去看門診的時候，醫生問他：「你年紀都這麼大了，又不需要跑跑跳跳，練重訓要做什麼？享享清福就好了！」也許這只是醫生不經意的一句玩笑話，但練習者卻很在意，我認為這反應出練習者自己心中的疑問，要留在舒適圈比較安全呢？還是要運動鍛鍊，努力突破生理上的限制？

有提出疑問表示內心正在掙扎。我給他看九十歲不倒翁學校副校長去爬合歡小奇萊山的影片，九十三歲的不老水手可以到鯉魚潭划獨木舟。我告訴他要趁還能動的時候運動、存骨本。他剛開始站起來還有困難，但才練習一個多月就進步這麼多。

根本是天生練武奇才，不練習太可惜了。當場測試三十秒起立坐下十四次，突飛猛進。

Time-based 有時效性

我常常告訴長輩，使用健走杖可以回春，而且有立即功效。在全國輔具展演講時，有位坐輪椅的奶奶，由家屬推來台前聽演講，我觀察到她很認真地跟著學習，也似乎動得不錯，只是有些技巧沒有掌握好，所以站不起來。於是我臨時起意，當場教她使用健走杖起立坐下的技巧，帶她練習三遍就可以自己站起來運動。

訂定達成目標的時間表

看似變魔術的神蹟，其實並不困難，長輩本來就有潛力可以站起來，只是家屬不知道如何協助她，她自己也不敢嘗試而已，現在有醫生、教練幫她，加上現場觀眾加油聲的加持，讓她願意努力嘗試，只要動起來就會進步。教練的任務之一是發現練習者進步的地方，給予正面的回饋，就算是一小步，持之以恆就會恢復行動力。問題是，要訓練多久？可以進步到什麼程度？

訂定目標的時效性原則是指達成目標要有時間表，在時限內有效率地工作，達成預定目標。把握住這個追求效率的原則，我對於時效性的解讀並不是三個月進步到什麼程度，而是三個月內，練習者願意每次來都認真學習，有什麼困難提出來，一同想辦法解決。

有經驗的教練能夠不斷激發動機，協助克服障礙，加上耐心的陪伴，持續運動三個月，練習者的進步往往超過預期，就算不是很大的進步，整個學習過程充滿活力，也就值得。

先訓練三個月，培養出去玩的勇氣與體力

「阻礙你上山下海的，不是年齡，不是疾病。而是隨著肌力衰退、骨質流失，逐漸萎縮的勇氣。」

曾怡珊　物理治療師

我在不倒翁學校最擅長做的事情就是鼓勵長輩，瞭解他對運動卻步的原因，在訓練的過程中協助他找回自信，卸下層層的心理障礙，讓心中的勇氣發芽，自由伸展，最後綠意盎然、充滿生機。

運動心理學有一個「跨理論模式」（Transtheoretical Model），探討健身運動行為改變的五個階段。試著去瞭解練習者現階段的心理狀態，遇到什麼瓶頸過不去，

或是遭遇到什麼困難而退縮。每一個階段都有相應的對策，來協助長輩跨過門檻，順利進入下一個階段。

第一階段 思考前期

長輩害怕站起來運動會跌倒，或是因為過去跌倒、骨折、接受手術的慘痛經驗，認為運動是危險的行為。

我努力寫文章演講，到處舉辦不倒翁學校，就是要翻轉輪椅文化，提供更多的研究實證和我身邊成功的銀髮健身典範，讓更多原本害怕跌倒，不曉得如何站起來運動的長輩改變觀念，運動固然有跌倒的風險，但不運動的結果，肌肉減少，跌倒的風險更高。

用常訓取代長照，讓長照變短照

用簡單的口號宣傳健走運動的三大好處，防止跌倒、保護關節、增強肌力。運動就是良藥，各種慢性病如三高、失眠、憂鬱等，甚至老人家常見的全身痠痛，關節僵硬，運動都有好處。「用常訓取代長照，讓長照變短照」。

有些長輩自我感覺良好，認為走路還行，小心慢慢走就好了，不需要使用健走杖。甚至提出使用健走杖的缺點，去菜市場買菜一隻手要提菜，沒辦法用兩根健走杖。擔心上公車爬階梯時會被健走杖絆倒。公園步道人很多，用健走杖會妨礙別人走路。

重點不是健走杖，而是運動訓練，健走杖只是幫助開始訓練的運動工具。許多看起來走路還行的長輩，平衡能力並不好，只是因為小心慢慢走，所以看不出來，若是以體適能測試中的單腳平衡測試，就會發現無法撐過十秒。

因為單腳站不穩，怕跌倒，所以平時沒有機會練習單腳站，自然不會進步。我曾幫助一位銀髮練習者使用健走杖練習單腳站立，再加上重量訓練。從剛開始的單腳站不到十秒，三個月就進步到三十秒以上。

第二階段 思考期

在思考期，雖然個人已經漸漸瞭解健身運動的好處，也覺得健身運動有其重要性，想要運動，但因為某些障礙，擔心自己的身體健康狀況，覺得自己運動的能力不怎麼好，不知道適合做哪些運動，缺乏友善安全的運動場地和環境。沒時間、沒錢、沒興趣、沒有場地、不方便。老人家擔心的事情很多，缺乏動機和興趣，缺乏自信很容易導致猶豫退縮，在這種情況下的長輩，孤立無援，只好選擇維持現狀不改變，缺乏啟動身體活動的誘因。

建立信任關係，找出不運動的原因

處於這個階段的長輩並不是不想運動，只是需要有人伸出援手。如果沒有找出長輩擔心的問題所在，即便是醫療專業人員，有時也很難說服長輩開始運動，常常就會歸咎於老人家很懶惰。我總是先請照顧者設身處地回想一下，長輩不是懶惰，而是對運動有什麼顧慮，讓我們一起想辦法扶他一把，就像我們小時候學走路，爸媽也是一路牽手陪伴。

過去常會在門診遇到子女帶父母來，要我親口跟長輩們勸說要運動，認為醫師講的話比較有用，有醫師的保證，長輩比較放心開始運動。**其實運動的好處是老生常談，必須要花時間個別深入諮詢，先聊聊天，建立信任關係，在聊天的過程中才能旁敲側擊，從長輩不經意透露的線索中，找出不運動的原因，解除病患的疑慮，開立適合的運動處方。**

循序漸進，找出樂於接受的動作

膝關節疼痛的長者，就教他坐姿直膝抬腿，或是站姿踮腳尖的動作，這兩個動作對於膝關節痛的患者非常安全，很少引發疼痛。

對於平衡感不佳擔心運動跌倒的長者，就先建議坐姿下肢預備動作，解除運動跌倒的疑慮，等他想要進一步站起來時，就建議他嘗試用健走杖，先教起立坐下。循序漸進，幫長輩找出一個樂於接受的動作，陪著他做幾次，讓他安心。

對於下背痛、脊椎滑脫，坐骨神經痛的練習者，會先從躺在床上練習腹式呼吸開始，教導啟動內核心肌群，增加腹內壓，支撐腰椎。評估安全活動的範圍，然後再使用健走杖支撐，從屁股碰牆蹲開始，學習控制骨盆前傾或後傾的動作，矯正姿勢。有心臟病或氣喘的長輩會很擔心猝死，害怕教練會勉強做太過劇烈的運動，喘不過來。會先請他下次門診問問原本的醫師，要告訴醫師想要開始運動的意願，確定病情的嚴重度，有哪些禁忌，確定最近沒有更換或調整口服藥物，穩定服藥中。

我不會拒絕他，先教他一些運動的原則，由我示範幾個可能適合他的動作。團體熱身時，練習者不一定能跟的上教練的動作，可以試著教他變通的方法，每一個動作都有強度升階與降階的替代動作，不必第一次就非得操的滿頭大汗。解釋自覺費力程度量表，從最輕鬆的一分到很喘的十分，在運動中由練習者自己掌控適當的強度。暖身在低強度三至四分，中等訓練強度在五至七分。八至十分以上算是劇烈運動。

「說話測試」是一個評估運動強度很實用的方式，我會邀請練習者邊運動邊唱歌，可以輕鬆的唱歌代表低強度，就可以增加運動強度，加快節奏或加大動作幅度。唱歌不順暢，但還可以聊幾句的情況就是中等強度。若是問話都沒法回應，連話都說不出來就算劇烈運動了。每次運動調整強度時，都要再三詢問有沒有新的症狀出現。

先顧好自己的體能，才能去幫助另一半

有很多老老照顧的夫妻檔，我會建議健康狀況好的一方，先來學健走運動，顧好自己的體能，才能分享學習心得，去幫助另一半。

對於中風後想要運動復能的長輩，必須強調先練可以練回來的部分，柿子先挑軟的吃。我不去做過度的承諾與猜測，有些部分因為中風，神經控制已經喪失，很難評估到底是因為肌少無力還是神經控制不良。先把神經能控制的部分肌群，像去海邊撿石頭一樣，一一找出來，好好珍惜，練強壯。這些肌群因為長期缺乏運動而退化，練兩三個星期就會有明顯的進步，至少在訓練的過程中會帶給練習者很大的希望和勇氣，靠適當的輔具支撐和專業團隊協助，一樣可以到戶外享受青山綠水。

扮演運動與醫療專業的溝通管道

我參加過運動即良藥的醫師認證課程（Exercise is Medicine，EIM），這個國際組織推動「運動就是良藥」的觀念。建議醫師在看病時，要詢問病患平時運動的狀況，開立運動處方作為治療的輔助。

EIM強調醫師與治療師及運動教練之間的溝通與合作，共同用運動來協助病

患恢復健康。我在帶銀髮族運動的過程中，與許多物理治療師、職能治療師及運動教練共事。原本還有點擔心自己的醫學訓練背景是急診專科和內科專科，並不是骨科或復健科，但正好與陽光活力中心的物理治療師和職能治療師互補，相互學習。我為練習者提供個別的健康諮詢，釐清運動的禁忌，決定醫療轉介的時機。我同時具備雙重身分，正好擔任橋樑，扮演運動與醫療專業的溝通管道。

捫心自問，我很可能也會變成教練們討厭的醫師！因為運動後會去找醫師，多半是出了問題。如果醫師不認識練習者的運動教練，也不清楚先前做了那些訓練動作，無從判斷問題發生的原因，保守一點的作法，當然是請病患休息，暫時不要運動。至於什麼時候可以再開始運動？或是用什麼方式漸進式的回復運動？病患可能聽不進去，醫生可能也沒時間解釋清楚。病患、醫師、教練三方溝通不良的結果就是互不信任，病患無所適從。

很多長輩都知道運動是好事，但是對於自己的體能狀況很沒信心，覺得老態龍鍾很難看，羞於見人，不好意思參加團體活動，社交退縮。有一位原本是熱心助人的練習者，參加好幾個志工團體，因為中風後口齒不清，行動緩慢，與之前活潑外向的形象相比，大不如前，便退出了團體。

這種古道熱腸的志工，常常會為了助人而奉獻自我，一旦失去幫助別人的能力，就會很失落。我鼓勵她中風後雖然不可能回到以前的水準，但是這種努力運動復健的精神，比正常人還要令人敬佩。分享親身的經歷更有說服力，可以幫助很多人，一樣可以回到原本的志工團體。她聽了之後就豁然開朗，自然願意積極運動。

第三階段 決定期或準備期

開始嘗試參與運動，無論是在社區公園健走，或是偶爾參加團體運動課程，好的開始就是成功的一半。處於這個階段的練習者，認為運動應該是件好事，但是尚未享受到運動帶來的樂趣，會仔細盤算開始從事運動所要付出的代價與可能獲得的利益。現階段需要的是收集各種運動方案的細節，比較現實的考量，場所、時間、金錢、風險、運動可能帶來的成效。

「努力運動存骨本」的儲蓄觀念

若是剛剛進入健身房，開始跨出運動第一步的新練習者，我會先肯定他開始運動的決心，讚揚他家人的陪伴同行，來健身房絕對比去醫院要開心。鼓勵練習者參加體驗課程，帶新人參觀我們所提供的運動空間及設備，盡量提供各種可能的資訊，包括介紹各種運動課程的課表、教練及費用。體驗課程包括運動前的體適能檢測及評估，給予初步的運動處方建議和告知運動安全的注意事項。

對於運動還得花錢很在意的長輩，我會傳達「努力運動存骨本」的儲蓄觀念，**鍛鍊肌力像是儲蓄，趁還可以動的時候多存一點。**找教練運動指導，就像是聽股市名嘴報明牌，花一點錢投資自己的健康，選擇投報率比較高的方法。比買保險還保險，因為肌肉退化的速度很快，骨質疏鬆跌倒，平均一個髖關節骨折醫療照顧要花一百萬。與其等到醫院再花大錢，心情很痛苦，不如先投資快樂的運動。

找到合理務實的運動模式

除了在健身房應用健走杖，我也曾受邀到社區據點，開辦不倒翁學校健走運動研習課程，介紹健走運動的好處，銀髮健身旅遊的觀念，舉出成功的案例，堅定繼續走下去的信念，培訓健走運動的種子志工，徵求熱心的練習者擔任健走隊長，營造團隊的氣氛，提供線上學習影片及海報、撲克牌圖卡等教學工具，協助成立健走隊。

中台科技大學許秀貞老師在校園內組織健走隊的方式，獨樹一格，值得參考。學校內有許多潛在願意參加健走的老師與職員，但因為老師課間的時段非常零碎，健走隊活動的時間湊不到一起，許老師在校園內規劃出固定的健走路線，一週十個時段，每個時段三十分鐘，請熱心的社員主導揪團健走活動，社員各自選擇適合的時段參加，一週三次，每團的人數不需要很多，三兩個人就可以結伴健走。

主導揪團者既有動力自己要參加，也會呼朋引伴，因為人數少沒有壓力，互動良好只有樂趣，找到合理務實的運動模式後，要鼓勵練習者設定階段性的運動目標，在這個階段，先不用想太多，無須刻意去矯正練習者使用健走杖的姿勢，能夠一週運動三次，每次三十分鐘，就是很棒的目標了。

第四階段 行動期

經過三至四週規律的參與健走運動過程中，練習者親身體驗到運動帶來的樂趣，體能改善、獲得成就感，更願意付出代價，努力維持運動的習慣，對健身運動的內在價值認同感提高，甚至會熱心分享心得，呼朋引伴來運動。根據這段時間的運動表現，引導練習者調整目標，調整的方向可以是增加強度，如加快行走的速度、增加跨步的幅度或是邁步的頻率。

引導看向光明面，回顧並肯定努力

除了走路，用健走杖輔助也可以做肌力訓練，平衡訓練，或是伸展。健走杖團體遊戲可以增加人際的互動，多一點變化和樂趣。

剛開始受到旁人熱情的鼓舞，抱著新鮮感加入健走活動，一段時間之後，一旦來自外在的動力減弱，好不容易開始的健走習慣可能就會中斷，也許中途有缺席幾次，沒有百分之百達到原先設定的出席目標，因而感到失敗挫折。教練要引導練習者看向光明面，回顧並肯定這段期間為參與運動所付出的努力，調整短期運動計畫，並協助練習者發展出自我激勵的策略。

寫運動日記，將每次運動的感覺記錄下來，鼓勵自己和未來的自己對話。在生活

環境中擺放一些具有紀念意義，會與運動產生連結的象徵物，一面運動獎牌、或是一頂帽子，看到就會有想要運動的衝動。或是在行事曆中標記健走旅遊的行程，並且邀請家人朋友同行。

我經常建議練習者為自己購買一套運動服，作為獎勵。穿上美美的運動服，立刻年輕十歲。或是將自己的運動照片或是運動軌跡APP的紀錄，分享到群組中。宣示自己運動和追求健康生活的決心，也同時可以鼓勵群組中的其他成員。

第五階段 維持期

當運動習慣維持超過半年，已經是很成功的改變。運動帶來的益處和付出的代價呈現平衡狀態。銀髮族健身，較高強度的運動模式通常會是在健身房，有教練引導的狀況下進行。

但生活中總是會有些時候不方便到習慣的健身房運動，事先為困難時期準備一個較低強度的運動，適合在家裡或附近公園較便利的場所作為替代方案，準備一副健走杖或彈力帶在身邊，家裡或是公園都可以運動。

維持運動的習慣，方便性很重要

當作過渡時期的第二選擇，至少不會完全中斷好不容易養成的運動習慣。例如，原本參加日間的團體運動課程，因為白天要帶孫子，改成傍晚或清晨到公園健走。或是在家帶孫子玩遊戲，也是一種很好的活動。把有體力帶孫子玩遊戲，當作是運動訓練的目標，而不是逼不得已的替代方案。要照顧生病的家人或另一半時，也可以在原本習慣運動的時間，陪生病的家人做復健運動，自己也運動。寒暑假與家人出國旅遊，別忘了帶運動服裝和泳衣，要好好利用飯店的健身房和游泳池。

要維持運動的習慣，方便性很重要，但久了也會覺得單調無趣，偶爾挑戰不同的運動項目交叉訓練，增加樂趣，也可以發現訓練的盲點。例如，平時習慣健走或跑步，偶而可以游泳或是騎自行車；平時做心肺功能訓練，偶爾可以做重訓或是瑜珈課；平時都在室內或健身房運動，偶爾可以安排到郊外登山健行。運動健身最重要的目的就是要開心。

玩療：運動訓練像遊戲

遊戲有歡樂的成分，帶領銀髮族運動時，加入遊戲的成分會讓長輩更願意動起來，過程中充滿歡笑，樂此不疲。我常常在開始一個新的訓練動作時，會邀請練習者，我們來玩一個好玩的遊戲，然後講解遊戲規則，自己開心的玩一遍，把平凡無奇的訓練動作示範的好玩極了。遊戲有五大元素，將訓練動作，套用不同的遊戲元素，就可以變化樂趣無窮。

空間變化

布置一個有趣的運動空間，進入這個空間，像是闖關遊戲，完成動作才算結束離開。

跳格子

在地上畫格子、用繩梯、或是健走杖放在地上排成枕木的間隔。雙腳踩進同一格、單腳跨步、前進／後退、踩進／踩出。

擺放小圓錐或是椅子，作為步行折返的標記。五張椅子排成一排，依序起立坐下，來回就相當於十次深蹲。

環狀運動

依照小團體人數分站，每一站有不同的訓練動作，做完順時針方向換站，可以用徒手的動作如跨步、伏地挺身，或是混合使用啞鈴或機台。

到公園或郊外運動

走到戶外運動，是健走杖受銀髮族歡迎的原因。

設定限制

給予空間距離或時間的限制，有開始和結束，營造競賽的好勝心與成就感，誘發練習者主動盡力去完成每一次的訓練動作。

計時或計次的體適能測驗

用遊戲的心態來進行。在時限內計次的三十秒起立坐下、二分鐘踏步。計時的二．四四公尺繞行測試，以及單腳平衡測試。功能性前伸取物，雙腳站在桌子前面約五十公分的界線後面，伸手彎腰去套疊桌上一排由近而遠的五個塑膠杯，挑戰平衡能力。

設定肌力訓練的動作重複十次，或是十秒內盡全力有氧衝刺，幫助練習者倒數從十數到一，比較會想要盡力完成任務，和從一數到十遙遙無期的挫折感大不相同。

建立互動規則

團體互動的效果很強，給一個指令，或是讓練習者自創動作。

彈力帶

兩人面對面，或多人圍成一圈拉彈力帶，做出舉手、划船、轉體等動作。

跳格子

也可兩人牽手一起跳，比較有安全感。

千手觀音

大家站成一排模仿第一位練習者的動作，擺出各種創意姿態拍照。

健走杖隧道

高舉健走杖架成隧道讓人玩火車過山洞。

移形換位

大家圍成一圈，手持一根健走杖在身前，聽口令一二三向右，放開健走杖，向右移動並趁右邊人的健走杖倒下之前抓住。

跳舞

我常常拉著練習者的手，讓練習者有安全感，就願意從椅子站起來，有健走杖的支撐下，練習者可以站穩，在原地假裝跳舞，扭臀擺手，口中再哼著探戈或是妞妞舞的音樂節奏，就算不會跳，也會感染到跳舞的快樂，很少人會拒絕。有一次遇到一位老奶奶還突然來個下腰，讓我突然忘了她原本是坐輪椅來的。

用道具，再加上一點想像

舉例來說，上肢「推」的動作，可以一板一眼的依照教練指示，用健身房的運動機台，做標準胸推動作，也可以徒手做伏地挺身。同樣也是推的動作，換成拋接籃球、瑜珈球或是更重的藥球，就有趣多了。

坐姿腳踝背屈的動作，做幾次就會無聊，將健走杖橫放在雙腳踝上，為了維持健走杖不要掉下來，腳踝自然就會不斷的做出背屈的動作。也可以想像是在開車踩油門和剎車。我也用孟宗竹自製較粗重的雨聲火箭筒，可以像打擊樂器一樣搖出節奏感。

不倒翁運動撲克牌圖卡，個人可以玩認知的遊戲，看圖做動作。或是抽牌做圖卡上的動作。健身房有各種鈴瑯滿目有趣的運動道具，繩梯、低欄、登階板、平衡板、**Bosu** 半圓平衡球、啞鈴、壺鈴、槓鈴、戰繩、火箭筒、雪橇、彈力帶、甜甜圈、瑜珈球。

電玩遊戲自以往電子平面螢幕與搖桿刺激，進階到虛擬體感互動，尤以「數位體感遊戲」以身體活動刺激感應器，讓遊戲畫面產生即時互動。訓練敏捷度和平衡。台大森林系余家斌老師，用虛擬實境的技術，將森林的氛圍帶進病房，進行森林療癒。

我發明了努力運動存骨本的扁擔功，利用扁擔作為負重訓練的工具，非常有懷舊的氣氛，我請台南的竹藝達人吳宗寶先生用刺竹做扁擔，兩端以彈力繩連接竹存錢筒作為重物。一開始很輕，安心上手，隨著投入的銅板增加，重量也逐漸增加，也可以變成很實用安全又親切的運動道具。

負重訓練可刺激骨骼生長，增加骨質密度，逆轉骨質疏鬆。彈力繩不穩定，可增加核心肌群的控制能力，先以不穩定的小重量訓練控制能力，在逐漸加大重量時，才不容易受傷，比較安全。如果再加上一頂草帽，每個長輩看到都會想要試一試，津津樂道昔日的青春記憶。

願意動起來，就是達到目標

遊戲和測驗最大的不同點，就是可以作弊，開心就好。我不會介意在遊戲中放水，讓練習者在遊戲結束的時候達成目標，享受成就感，有快樂的運動遊戲經驗，下次就會更願意動起來。倒數十秒，看練習者撐不下去了，我會故意加快讀秒的速度，讓練習者如釋重負，還有餘力再戰。先設一個簡單到不得了的目標，讓練習者撿便宜，覺得自己很神勇，願意主動再破紀錄，超越自我的極限。

冒險遊戲的目標是探索未知的領域，上山下海，不知道自己能不能經得起環境嚴格的考驗，在不確定的前題下，做最充分的體能訓練，做最好的安全準備。

說要出去玩，誰都會想動起來

現代人類的文明生活環境，利用能源機械生活便利，體力勞動相對減少，肥胖、三高、痛風等代謝疾病普遍。個人電腦約在五十年前開始普及，智慧型手機約在二十年前發明，長時間使用電腦和手機，坐姿低頭姿勢不良，駝背、圓肩，腰酸背痛幾乎是現代人的通病。為了治療這些文明病，吃太多藥反而傷身。其實，改變坐姿的靜態生活，回復原始生活的勞動，站起來運動就可以有效改善健康，運動即良藥，運動對於身心的益處很多。

「出去玩」是一個很有效的興奮劑

說要出去玩，誰都會開心地想要動起來。我曾經遇到一位老先生，因為便祕五天，坐著輪椅，被推送來康寧醫院急診室灌腸。當時他悶悶不樂的抱怨自己的身體狀況越來越差，住進銀髮社區好像在等死一樣。我聽了心裡也很難過，急診室的護理師就跟我配合，一邊治療一邊安慰老先生，告訴他搬來康寧很棒喔！離醫院不遠的地方是大湖公園，有一個很美麗的錦帶橋，是 CNN 票選全世界十大風景美麗的拱橋。等身體好一點，要帶老先生去大湖公園玩。

第二天早上，在餐廳遇到老先生，走過來跟我打招呼。他穿的很紳士體面，我一時沒有認出他來。手挽著太太向我點頭道謝，太太還擦口紅，神清氣爽，和昨天完全不一樣。還向我問大湖公園在哪裡？我從此體認到，以「出去玩」鼓勵長輩開始從事運動，是一個很好的動機。

健走杖輔助，體力虛弱者都能跟得上

我通過體育署舉辦的國民體適能指導員檢定考試後，進入 Sunvis 陽光活力中心擔任兼職運動教練，帶領樂齡肌力訓練HUR團體班，以及一對一個別運動指導，幫助練習者的同時，也讓自己更健康。

中年斜槓成為熟齡教練的我，和銀髮練習者成長背景比較接近，有很多共同的話題可聊，他們跟我一起運動很放心，表面上的理由是因為知道我是急診醫師，實際的原因是知道我不會把他們操練的太兇，因為教練自己也很喘，汗流浹背。雖然體能沒有很好，但我會以身作則，包個頭巾，穿著很運動風，也鼓勵練習者打扮一下，心情愉快立刻變年輕。

我的運動課非常輕鬆愉快，而且使用健走杖輔助運動，體力虛弱走不穩的長者也都能跟得上，大大減少發生運動傷害的疑慮，因為持續規律的運動，我和練習者們都有顯著的進步。改善最明顯的往往是原本虛弱走不穩的練習者。有一位小中風的奶奶，剛來的時候走不穩，怕跌倒，一直需要家人扶持。練了半年，就完全獨立，偶而還會跟我比賽伏地挺身十下、二十下。還要我幫他拍照，傳Line給在美國讀書的小孫子看。她還會指導新來的練習者如何使用運動設備，當我的好助教，因為熱心助人，大家就推她當班長，下課會相約一起去聚餐。

陽光活力中心有一位洪詩媛職能治療師教練，是北護的旅遊健康碩士，專長是舉辦冒險旅遊活動。帶銀髮練習者去攀岩、划龍舟、攀樹、還組了千歲艦隊參加台北市的端午節龍舟賽，得到亞軍。我們帶一批陽光活力中心的練習者去花蓮鹽寮划獨木舟，當不老水手。

練習者聽到要去划獨木舟，剛開始都很驚訝，體力不行啦！危險啦！不會游泳啦！但有幾位練習者很興奮，就會帶動大家認真運動的情緒。我在帶團體運動課程的時候，用健走杖代替船槳，教練習者划船的動作。有維京人海盜船的西式划槳、有獨木舟的8字型左右交替划槳、也有划龍舟單邊弓箭步划槳。用想像力帶練習者去清水斷崖划獨木舟。

正面運動經驗連結，增強動機

慢慢地練習者體能變好，自信心也增強，聽大家常常討論要去划獨木舟的事情，在群組裡分享獨木舟的影片，有幾位原本很害怕的練習者，開始有興趣報名，更加認真的健身運動。年紀最大的不老水手是陽光基金會執行長的舒爸爸，高齡九十四歲，身體力行，成為眾練習者的表帥，自助助人。陽光活力中心的總經理陳淑蘭後來自己也參加蘇帆基金會大海領航員訓練，成為熟齡獨木舟教練。

我們經常大力鼓吹練習者參與銀髮健身旅遊，即使每次安排旅遊都很辛苦，這個過程是歡喜的，特別是知道要帶長輩出遊，銀髮族有很多病痛，從事旅遊及運動的障礙重重，即使是醫療及運動的專業人員，面對自己年邁不喜歡運動的父母，常常也是束手無策。我和洪詩媛教練兩人帶頭鼓吹，設計適合的行程，許多參加過的練習者志工響應一起團隊合作，幫助許多新練習者踏出自我挑戰的第一步。

運動教練為練習者擬定運動訓練計畫時，要瞭解每個人的身體狀況之外，對於練習者過去的運動經驗也要詢問，並給予正面的引導。有的練習者中學時是橄欖球校隊，有的練習者喜歡跳國標舞，聊起當年立刻英姿風發，眼睛會發光。

Part 2

到底什麼是健走杖？

健走杖的種類與基本構造

只要你願意使用的，就是最好的健走杖，重點不在什麼廠牌。

不倒翁學校課後常常有練習者請我推薦健走杖，市面上各式各樣的健走杖、登山杖，有折疊式、伸縮式；材質有鋁合金、鈦合金、碳纖維；各種不同握把及腳墊；價位從幾百元到五、六千元……到底哪一款最適合肌少症患者或銀髮族健身旅遊呢？

衷心的建議是：只要使用者願意拿出來用的，就是最好的健走杖。在居家醫療家訪時，還曾經利用

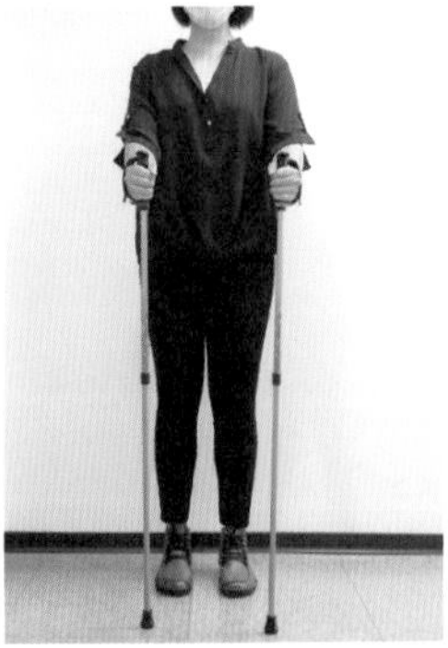

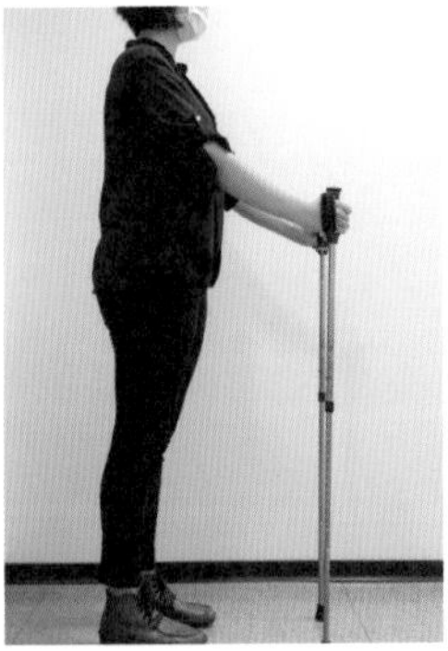

日式健走杖（圖片來源：耆妙屋）

個案家中現成有的兩根拖把，幫助她從椅子上站起來。在推廣健走運動研習課程中，使用竹健走杖，因為物美價廉，長輩很熟悉，簡單易學又安全。

一般市售的健走杖，有很多種類，在此先介紹健手杖的結構，再根據使用的目的選擇適合自己的款式。健走杖的基本構造分為杖頭、杖身和握把三個主要結構。

杖頭

杖尖

杖頭與地面接觸，最重要的功能是止滑。標準的登山杖杖頭尖端是堅硬耐磨的鎢碳鋼材質，野外登山時可以插入土地固定，尤其在濕滑的青苔泥地，

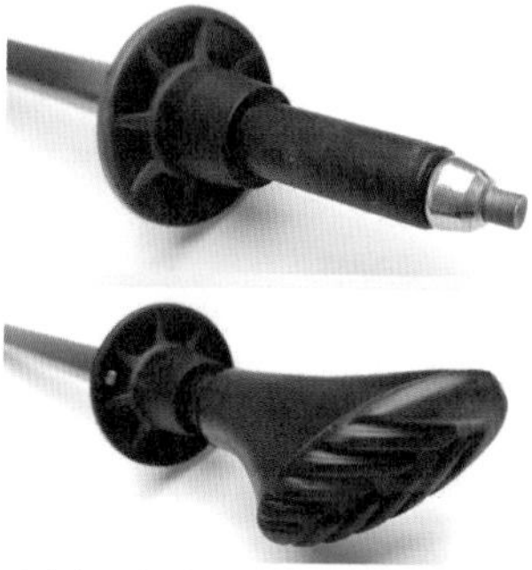

杖尖（上）；鞋型腳墊（下）

需要杖尖咬住岩石，承受與地面岩石摩擦。杖尖鋒利，要使用時才拔下保護套露出尖端，平時攜帶或收納到背包時應有保護套包覆，避免意外刺傷，也不要在名勝風景區的木頭階梯、木棧道或室內木質地板上使用杖尖，容易造成地板刮傷。日式健走杖或是拐杖，只在都市環境中行走使用，就沒有杖尖的設計，而是用橡膠腳墊代替杖尖止滑。

泥托

在杖尖上方幾公分的地方，會有一個圓盤，稱為泥托或雪托，為防止在泥地或雪地使用時，手杖刺入太深。在城市中行走時，泥托可以避免手杖插入水溝蓋的孔洞。

橡膠腳墊

腳墊多由耐磨橡膠做成，套在手杖尖端，有保護、靜

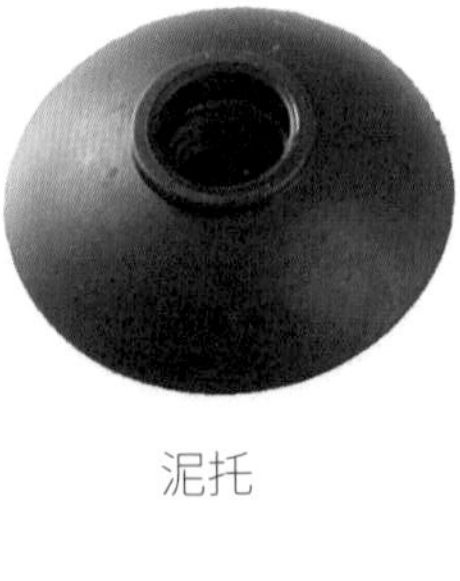

泥托

音、止滑、緩衝的效果。針對不同的健走方式有不同形狀的腳墊。

基本保護腳墊：購買登山杖或健走杖時，隨杖附送的杖尖保護套。

鞋型腳墊：用在北歐式健走，北歐健走步行速度較快，健走杖多為向斜後方施力推進，鞋型腳墊尖端朝後，當斜持健走杖時，腳墊的斜面與地面平行，有較多的接觸面積提供摩擦力。

鐘型平底腳墊：用於日式健走，日式健走適合步行緩慢的長者，健走杖為垂直向下支撐，增加穩定。鐘型平底的腳墊有同心圓型的止滑紋路。

半球型腳墊：半球型的腳墊，提供全方位的弧面，無需特別調整方向，也比較耐用，但比較重。

各種腳墊都有凹凸的紋路設計，增加摩擦力，經常使

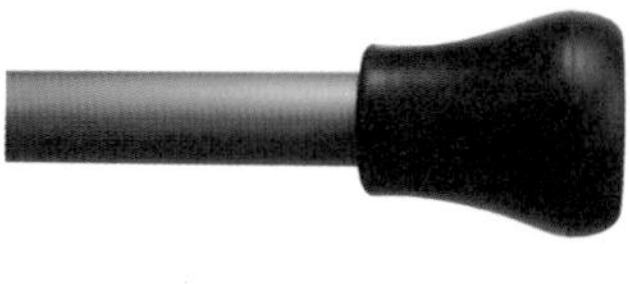

鐘型平底腳墊（圖片來源：耆妙屋）

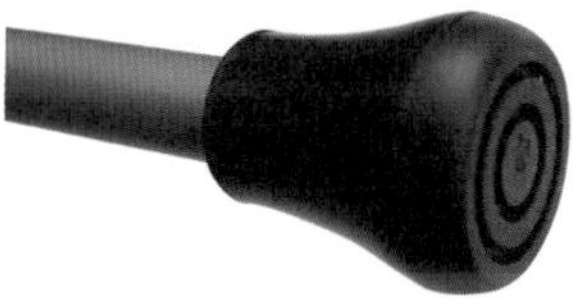

鐘型平底腳墊（圖片來源：耆妙屋）

用磨損的情況下，紋路變平會減低止滑的效果，就像汽車的輪胎屬於耗材，大約三至四個月需要更換。在戶外的水泥磚人行步道上或表面粗糙的柏油路面，室內平滑的磁磚、木質地板、使用各種形狀的橡膠腳墊，止滑的效果都很好。但要注意下雨天，地板有水漬時，即使是橡膠腳墊，止滑效果可能也會不夠，上下階梯時，有扶手的地方盡量使用扶手。登山時較陡的上下坡，或是潮濕有青苔或泥濘的步道，還是使用杖尖較為保險。

杖身

材質

杖身的材質由輕至重為碳纖維、鈦合金、七〇七五航太級鋁合金、六〇六一一般鋁合金。七〇七五號的鋁鋅合金是強度最高的鋁合金，足以作為航太工業使用。六〇六一鋁鎂合金延展性較高，耐腐蝕。碳纖維和鈦合金的材質重量輕，初次接觸的長輩較不容易感到手痠。碳纖維杖韌性較強，但價位也較高。

長度

一節式固定長度的健走杖，結構簡單安全耐用，杖身固定不會意外縮短。有一百零五至一百三十公分等六種固定長度，若作為北歐式健走杖使用，依照實務的經驗及專家共識，可以身高×〇．六八，或身高×〇．七來計算。或是持杖在身前時，前臂平行地面，手肘成九十度的高度，或再略低一個拳頭的高度。

使用健走杖比不使用健走杖，多消耗六十七％的能量。在上坡時，使用較短的健走杖會耗費較多三％的能量，但自覺舒適程度不變。人類果然是比較進化的動物，用兩隻腳直立行走，是比較節省能量的移動方式。越接近四腳動物的行走方式，越耗費能量。但是節省了能量，卻注定要付出姿勢不良

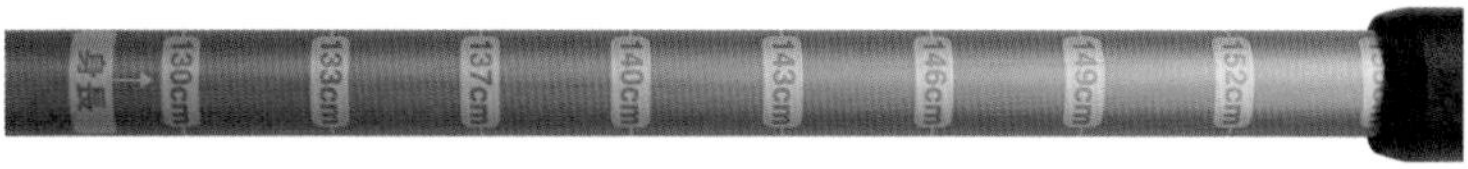

對應身高（圖片來源：耆妙屋）

下背痛的代價。或許可以如此推論：健走杖的握把高度越高，越接近直立，越省能量。若是作為日式健走杖使用，握把位置調整到胸口的高度，獲得較好的支撐，矯正駝背，可避免姿勢不良引起下背痛的問題。

為了攜帶收納方便，健走杖分成二至五截。由數節短管串成，可調整長度。下坡時可調長，上坡時可調短。若有特殊個別狀況，可以依需要而調整適合的長度。例如，駝背或需要多一點背部支撐效果，甚至可以調整長度到握把在胸口的高度。有望遠鏡式伸縮杖和摺疊杖兩大類。

望遠鏡式伸縮杖：

多為二節或三節，收納時各節套入縮短，使用時拉長至適當長度，必須注意拉開時不要超過STOP停止線。兩節之間重疊的部份要有足夠的長度，以免支撐力不足。調整長度後固定的方式可為彈扣式，內鎖螺旋式、和外鎖快扣式三種。

彈扣式

上一節短管有一排孔洞，下一節短管有可壓下及回彈的金屬彈扣，彈扣對準孔洞會自動彈出卡住杖身，長度就固定不會伸縮，比較安全。

內鎖螺旋式

在下一節短管的上端有螺旋後會膨脹的鎖頭，旋開後鎖頭直徑縮小，兩管可以滑動伸縮，旋緊時鎖頭直徑變大，兩管便鎖緊固定。內鎖登山杖使用螺紋膨脹結構，而螺紋在使用一段時間後，左手使用的登山杖，由於手臂習慣性的外旋，會使登山杖逐步解鎖，可能會慢慢鬆開。所以每行走一段時間，停下來檢查一下健走杖，並緊固一下，是必須的。

外鎖快扣式

在上一節短管的下端，有一個可以扳動的槓桿，和微調旋鈕，扳開時鬆開，兩短管可以滑動伸縮，扣上時則鎖緊固定。快扣的鬆緊程度由微調鈕控制，使用前需要

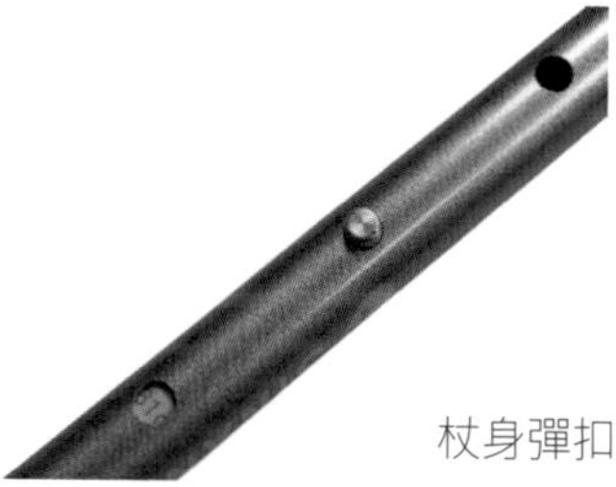

杖身彈扣（圖片來源：耆妙屋）

特別注意，務必旋轉到適當的緊度，微調鈕轉太緊時，快扣完全扣不上。再稍微轉鬆一點，讓扣上時需要出一點力氣，併發出清脆的喀搭聲。扣好之後，用力壓壓看是否牢固。

螺旋式和快扣式的優點是方便調整長度，但缺點是鎖頭旋轉若是不夠緊，用力撐杖時可能會滑動縮短，旋的太緊或是日久生鏽卡死，便很難轉開調整。經常伸縮調整，零件容易故障。對於大多數在社區使用的銀髮族而言，大多調整好之後，就很少改變長度了。每次重新調整後，使用前一定要幫長輩確認是否牢固，用力壓壓看會不會縮短。

折疊式

折疊式健走杖可以拆開成四到五個短管，短管之間以強韌的繩索及彈簧連結，拆開折疊收納的長度可以短至二十一公分。放到小背包中攜帶很方便。但缺點是機關多，操作複雜，容易故障，接合處容易晃動。

握把

材質

常見的握把材質有橡膠、塑膠、泡棉、軟木。橡膠或塑膠材質非常耐用，但橡膠容易摩擦起水泡，塑膠手出汗時較滑，若要長時間使用，建議搭配手套使用。泡棉的手感柔軟，但用久可能會龜裂、剝落。軟木材質的手感柔軟舒適、吸手汗，有緩震的功能，但耐撞度稍弱，用一段時間會留下明顯的汗漬，看起來髒髒的。我個人比較偏好軟木握把。

形狀

若是長時間使用健走杖或登山杖，握把的形狀就很重要，專業的健走杖或登山杖採用直柄握把，有

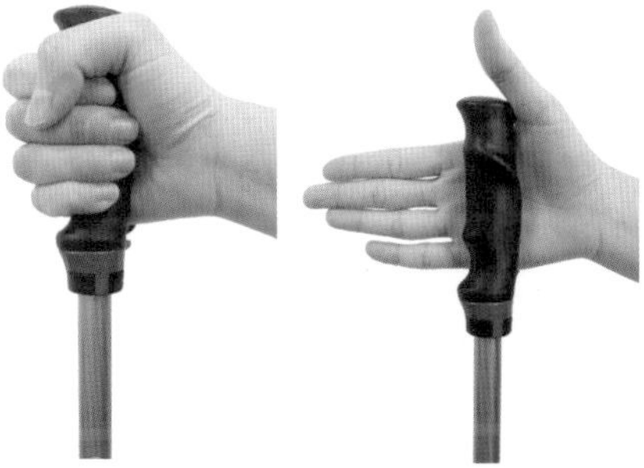

握把材質攸關舒適度、止滑、吸汗。（圖片來源：耆妙屋）

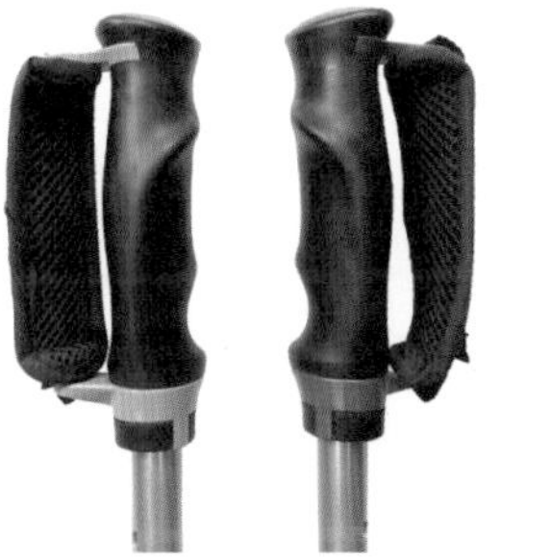

人體工學握把（圖片來源：耆妙屋）

各種人體工學設計專利的握把。握把朝前彎十三度，會更適合直柄持杖時保持手腕自然偏向尺側的角度，提升舒適度。握把底端多出一塊平台，有利於手掌側面以手刀向下施力。握把的頂端圓弧造型可以用拇指扣住，或是在原地運動及停下腳步時，掌心向下倚靠休息。

手環／腕帶

握把上的手環或腕帶是很重要的配件，手環是一條環型的扁帶，腕帶則是像半截手套，連結到握把頂端。聰明使用手環或腕帶，可以多一個分散承重的支點，減少用力抓住握把的時間，必要時可以放掉握把，手杖藉由手環掛在手腕上，空出手掌去抓握階梯的扶手。

經常變換不同的手環使用方法，可以避免過度使用單一方式的傷害。初學者經常只是將手環掛在手腕上，大部分時間仍然是緊抓握把，難以享受手環帶來的好處。

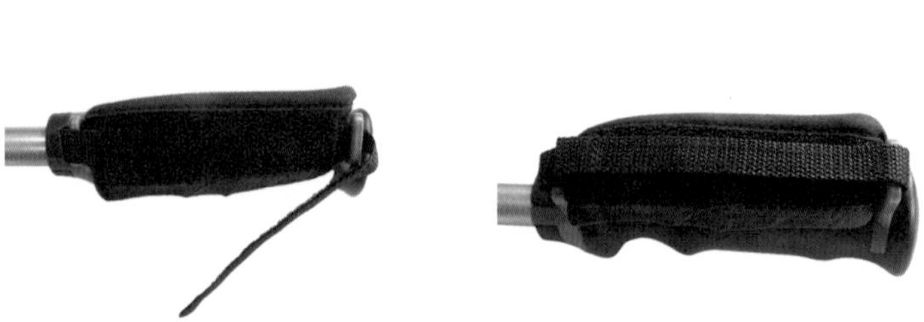

可調式魔鬼氈（圖片來源：耆妙屋）

握把形式

有幾種搭配手環的使用方法。

手環握式用法

一般健走杖的使用說明建議的標準用法為「握式用法」。將手環拿起來，手從手環下方朝上穿入，張開食指與拇指，將兩條帶子壓在兩指之間的虎口部位，然後再輕輕地握住把手即可。透過手環來支撐登山杖，而不是緊緊地抓著握把施力。這樣下坡時，登山杖所承受的衝擊力可以透過手環傳導到我們的手臂；同樣，上坡時，手臂的推力藉由手環傳到登山杖產生上坡的助力。初學者較容易感受到手環的加持。

腕帶式用法

有如半截手套的腕帶則提供手腕更好的包覆與支持，因為以握式原則使用手環時，承重的支點部位較接近掌心到掌根之間，而腕帶的支點在掌根到手腕。雖然半截手套穿脫略為不便，若長時間使用，比起手環的握式原則，會節省很多力氣。

軍刀式用法

耆妙屋代理進口日式健走杖，日式健走杖的手環有如軍刀的護手，手環從握把的上端連節到下端，手環連同握把下端突出的平台，作為施力的支點。北歐健走杖或登山杖的手環也可以採用軍刀式，將四根手指連同手掌向前套入手環，將一條手環帶子握在握把中，向下施力的支點在手刀的尺側。北歐健走協會推薦的愛行者北歐健走杖沒有手環或腕帶，而是在握把的下端橫向突出一個施力平台。也是典型的軍刀式用法。

手環掛式用法

將手環拿起，一手從上方朝下穿過手環，然後抓住握把。手掌中並沒有壓著手環帶子，而是將手腕掛在手環上，。若是將手環再向上移動，就接近前臂拐杖的用法，最為省力了。

根據衛福部國家輔具資源入口網站，目前登錄的步行輔具分成兩類：

①單臂操作的步行輔具，T型或L握把的單手拐杖，前臂拐。

②雙臂操作的步行輔具，直柄的健走杖，腋下拐、四腳助行器和助行推車。

醫療用單手拐杖適用於關節炎疼痛，骨折術後疼痛，使用的目的主要是為了支撐體重，避免患肢承受過多重量，減輕關節的負擔。為了讓單手可以有效率地承受身體的部份重量，握把的形狀為L型或T字型，單手掌朝下握持，貼近身體健側，握把高度約在褲子口袋的位置，手肘彎曲成三十度。若是患側下肢完全不適合承重，如嚴重扭傷，或是骨折初步處理以石膏固定，髖關節術後二週內，需要較穩定的支撐時，則建議使用兩側腋下拐，或是四腳助行器，讓患側得到充分的休息復原。前臂拐多延伸一個支點在前臂，操作起來更為省力穩定。

腦中風後一側輕微偏癱，若是患側手無法握杖，有一種單手四腳拐杖，下方有四根腳支撐，拐杖本身可以獨立直立站穩，有助於腦中風後患者使用健側手支撐重量、維持平衡及避免跌倒。

L型或T字型曲柄握把的拐杖，除了上述提到醫療上患者用於承擔體重的必要性以外，一般人作為登郊山休閒使用也很普遍，必要時作為支撐，還可以打草驚蛇防身之用。但是，將L型或T型握把的枴杖當作登山杖使用，身強力壯的人倒是無所謂，只是用來隨手輕輕鬆鬆的點地，不特別需要用力支撐的情況下，怎麼用都可以，開心就好。但是對於經常需要用力支撐的銀髮族，使用曲柄杖登山常見到幾個力學上的錯誤，在此要特別提出來。

首先，曲柄杖用於支撐體重時，正確使用的力學方法，應該是手杖高度較短，握把在褲子口袋的高度，掌心向下，以掌根支撐，使用時盡量貼近身體，步伐較小，使手臂的骨頭長軸與手杖盡量呈一直線垂直向下，較為省力。但郊山健行時，若將較矮的曲柄拐杖，當作健走杖使用，手持杖伸向前撐地時，容易跟著駝背彎腰，姿勢不良會引起腰酸背痛。

其次，即便是將曲柄手杖調高，掌心向前向下施力時，肱骨內轉，手肘向側面外移，肩胛骨難以穩妥固定在胸背軀幹上，容易造成聳肩，經常在這樣不穩定的狀態下承受重量，會造成肩關節損傷。

第三，從解剖結構分析，手腕的掌側屈曲的活動度大於尺側屈曲，尺側是屬於較穩定的方向，直柄持杖使用的是，較為容易穩定的尺側屈曲肌群。將曲柄手杖當作健走杖使用時，手伸向前掌心朝下，較不穩定的掌側屈肌過度使用，容易感到疲勞疼痛。

有溫度的DIY竹健走杖

工欲善其事，必先利其器，健走杖是推廣不倒翁運動的必要條件。善緣巧合，我受邀到台中德瑪汶部落教長輩們使用健走運動，因為部落沒有經費購買市售的健走杖，便嘗試就地取材砍伐桂竹製做健走杖，原住民的編織技藝高超，用棉繩編織健走杖的握把，竹杖自然環保又非常實用，志工們都愛不釋手。

不倒翁學校於是與德瑪汶部落合作，研發以桂竹製作竹健走杖DIY材料包，加上止滑橡膠墊片、線材和說明卡片，作為推廣不倒翁健走運動的輔助工具。到各地舉辦不倒翁學校，就事先請部落幫忙準備竹杖DIY材料包，寄送到開課單位。在社區推廣時，銀髮長輩懷舊，對竹材很熟悉，自製自用接受度很高。使用竹健走杖搭配教學，物美價廉又安全環保。

竹子健走杖的研發成功，以及DIY活動受歡迎，有助於健走運動的推廣，可以讓每一位上課的練習者，立刻擁有自製的健走杖帶回家使用，延續並擴大教學的成效。大受歡迎，甚至發展出部落的健走杖生產線。

如果是專業等級要登山爬百岳，旅途艱難，使用的時間很長，必須講究登山杖的舒適和堅固耐用度，我建議使用好一點的登山杖。但對於不倒翁學校而言，我們想要幫助更多虛弱的銀髮族願意站起來，開始在原地或住家附近公園等安全的場所，每天規律運動三十分鐘到一個小時，重點在於拿兩根杖運動，簡單的竹杖就很夠用了。對於願意推廣健走運動的社區或機構，取得成本越便宜的健走杖，越容易入門推廣。

有人覺得竹杖的缺點是收納不便，不能伸縮或折疊，攜帶不便。然而，因為沒有伸縮摺疊的複雜步驟，不會因為操作失誤而縮短發生意外，安全簡單正是我在社區推廣時選擇竹健走杖的重要的考量。事實上，很多長輩退化到不會調整健走杖的長度，需要靠旁人幫忙調整長度，調好之後擔心弄壞，打不開或鎖不緊，很少再去調整。

竹健走杖作為運動健身的工具，在居家或附近公園健走，搭公車捷運都沒有問題，收納縮短的需求實在不高，除非要出國搭飛機，或是長天數旅遊，才會去考慮攜帶的方便性。可以根據使用者的喜好，自行編織竹杖的握把的高度和形狀，不倒翁的校友發明了蝴蝶握把、軍刀式握把、水滴環形握把、簡約式握把，特別是子女為父母製作的健走杖，一圈一圈纏繞的都是愛心和關心。若是在醫院或機構作為公共使用的教學杖，為了消毒衛生方便，建議不必纏繞握把，保留竹節即可提供摩擦力。

北歐健走行走速度較快，北歐健走杖的杖身斜向後方施力推進，增加行進速度，所以杖頭的止滑墊要作成鞋子形狀，斜面增加摩擦面積。但不倒翁健走運動是針對較為虛弱的銀髮族而設計，健走杖使用的方式與北歐健走略有不同，多為垂直向下。在竹杖的底端加上一塊橡膠墊，增加止滑的效果。

有人擔心竹杖作為支撐是否夠堅固？台灣地理氣候條件適合竹子的生長，山區多雨多颱風，讓桂竹有極佳的韌性、彈性，並且不易斷裂。台灣桂竹品質非常的優良，日本人製竹劍也都指定要使用台灣產的桂竹來製作。竹材因具備強度高、彈性佳、性能穩定及密度小之優異特性，使得竹材之比強度和比剛度優於木材和鋼鐵等建材，故被廣泛應用於建築工程。與竹杖相擊，碳纖維杖較脆，容易斷裂。鋁合金杖較容易彎曲變形。

相較於可伸縮杖，一個小小伸縮零件的磨損失靈，有安全上的顧慮，就整支報廢。與高價位的碳纖維杖相比，竹杖本來就是碳纖維，更加天然環保。隨著全球氣候變暖，森林越發顯得彌足珍貴，同面積的竹林可比樹林多釋放三五%的氧氣，竹產業不僅僅是低碳產業，而更應該是負碳產業。台灣的農村非常容易取得竹材，而且竹子生長快速，不倒翁學校以安全便宜的竹健走杖作為推廣銀髮運動的策略，成功的打入社區，引起開班學習健走運動的風氣。現在使用健走杖的風氣漸漸興盛，不再是衰老的象徵，大家把健走杖視為時尚的運動器材。

使用健走杖助行的三大好處

運動對於糖尿病等慢性病患者有很多益處，但要說服患者開始運動並不容易，走路是較為普遍接受的運動，走路可以訓練平衡，使用健走杖走路感到平穩安全，患者才會安心願意起身行走運動。

穩定平衡，預防跌倒

用兩根健走杖支撐，雙手雙腳共有四個著地點，擴大支撐面積，增加穩定平衡。

因為身體虛弱無力、關節疼痛、視力退化、暈眩、糖尿病或中風後平衡感覺異常，長者容易跌倒。曾經跌倒過的長者有心理障礙，會降低行走的意願，甚至太早依賴輪椅，越不起身行走運動，退化衰弱的越快，運動不足，肌肉萎縮更容易跌倒，成為惡性循環。高齡長者害怕跌倒是很普遍的心理恐懼，走路速度變慢，從椅子站起坐下的動作遲緩，都是明顯的危險指標。

保護關節，矯正駝背

藉由健走杖支撐，可以減輕下肢關節和腰椎的壓力，保護膝關節和腰椎。對於已經磨損或受傷復健中的關節疼痛患者，除了嚴重的患者必須使用輪椅、助行器之外，對於大多數關節有問題，但尚能行動的患者，健走杖是很方便攜帶與使用的行走輔助工具。許多長輩仍停留在大晴天使用雨傘當作拐杖的窘境，因為沒有新觀念，不瞭解使用健走杖可以預防跌倒，明明有需要，卻不好意思使用健走杖。比起使用單手拐杖，雙手持用健走杖更能保持左右平衡。

身體的重量原本平均分散在兩腳，若右腳痛，就偏重使用左腳，身體的重心偏向左側，就會產生代償性的動作，姿勢就歪掉，以這樣不正常的姿勢過度使用左腳，很快左腳也會磨損疼痛。**以正確平衡的姿勢走路非常重要，可以避免代償動作。健走杖可以調整高度至胸口，可以得到更多垂直方向的支撐力，有助於行走時抬頭挺胸，矯正駝背，改善行走時膝腰背部的疼痛。**手持杖向前或向後擺動時，會引發前饋機制，誘發身體核心肌群收縮，保持軀幹穩定，同時也就保護腰椎。

輔助運動，增強肌力

從運動治療的觀點出發，使用健走杖，以正確的姿勢走路，不僅是避免跌倒、減少疼痛，還有更積極增加肌力的效果。使用健走杖行走，藉助手臂向下施力支撐身體，會活動到全身九十%的肌肉，增加運動強度，運動量相當於慢跑。尤其是向後施力撐地推進，可以訓練核心肌群。

藉由健走杖的支撐，增加穩定性不怕跌倒，高齡長者可以跟上運動節奏，提升有氧運動的強度。有健走杖的輔助，許多困難的徒手肌力訓練動作，可以降低困難度，

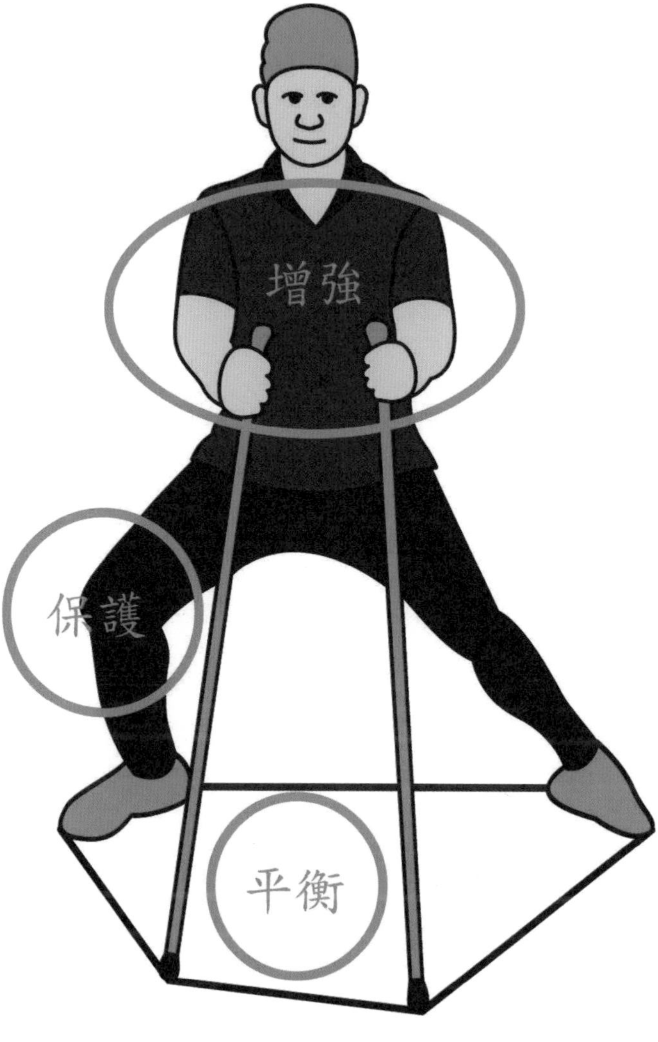

健走杖的三大好處

深蹲與跨步等動作便可以做到較完整的關節活動範圍。健走杖也有助於執行單腳平衡訓練的安全性，處於不害怕跌倒的環境，消除長者參與平衡訓練的心理障礙。

健走運動還有許多實證的好處

①以社區民眾為基礎的健走隊團體活動，團體成員間相約，可以引發關節炎患者參與的動機，資深成員的支持，可以增進新成員對於運動的知識和自信，有助於維持運動的習慣。

②以相同的速度走路，使用與不使用健走杖相較，使用健走杖會增加平均耗氧量，提高最大心率，提升換氣比率，增加能量的消耗，較多的血中乳酸濃度。證實使用健走杖走路會增強運動訓練的強度。

③以同樣的速度行進，在耗氧量及心率方面，北歐式健走相當於慢跑的訓練強度。

④一百六十八位更年期的婦女，以北歐式健走進行十二週的中等強度耐力訓練，身體質量指數（BMI）、總體脂肪量、低密度脂蛋白、三酸甘油酯、及腰圍都有減少。高密度脂蛋白提升。

⑤十一位肥胖的婦女，以每分鐘一．一公尺的速度健走四週，每週四次，每次五分

鐘，使用健走杖的實驗組比對照組，心率增加，耗氧量增加，消耗能量增加，自覺費力程度減少。

⑥ 二十三位肥胖婦女，使用健走杖健走，每週三次，每次三十分鐘，比起對照組，體重減輕更多，血壓降低更多。

⑦ 心臟血管疾病的患者步行訓練四週前後，進行六分鐘行走測試，使用健走杖比沒用健走杖的患者，行走的距離增加較多。

⑧ 急性冠心症後二至三週的患者，進行三週的心臟復健訓練，分北歐式健走／快走／對照等三組，一週四次，每次走二．五公里。發現北歐式健走／快走的能量消耗增加。使用北歐式健走的一組，下半身的耐力增加，動態平衡能力改善。

⑨ 對於周邊動脈狹窄，有間歇性跛行的患者，使用北歐式健走訓練二十四週，運動的強度在七十至八十％最大心率，每週三次，每次三十至四十五分鐘。會增加耗氧量，行走的距離及時間，減輕引起間歇性跛行的疼痛程度，改善生活品質。

⑩ 慢性阻塞性肺疾COPD的六十位患者，進行北歐式健走十二週，運動的強度在七十五％最大心率，每週三次，每次六十分鐘。可增進日常的身體活動，增加六分鐘步行測試的距離。減少因運動引發的氣喘，減少焦慮及憂鬱，改善生活品質。雖然肺功能測試的參數以及用藥量並未改變。

⑪頸部慢性疼痛的患者，經過十二週的北歐式健走訓練，每週兩次，疼痛減輕。

⑫下背痛的患者，經過八週的北歐式健走訓練，每週兩次，每次四十五分鐘，疼痛減輕，口服止痛藥也減量。

⑬乳癌患者，問卷調查發現北歐式健走可改善肩關節的活動度，增進生活品質，減少疼痛。同時不會加重淋巴水腫的程度。

⑭帕金森氏症患者，經過六週的健走運動，每週兩次，每次六十分鐘，可增進身體活動及生活品質。另一個九十位患者的研究，健走運動訓練進行二十四週，每週三次，每次七十分鐘，有效增加行走速度及距離。

⑮北歐式健走的併發症及傷害率很低，根據一份問卷調查，一百三十七位北歐健走愛好者，平均年齡五十三．五歲，累計健走共二萬九千一百六十小時，平均受傷率每一千小時發生〇．九二六次。比起打籃球或壁球的受傷率，每一千小時發生十四次。健走是非常安全的運動。最常發生的傷害是手腕的尺骨側韌帶拉傷，大拇指和腳踝受傷。

為什麼要研發不倒翁健走運動？

我在陽光活力中心當運動教練，由於有使用健走杖幫助岳父從輪椅站起來的成功經驗，我很自然地就將健走杖帶進健身房，剛開始只是當作一個簡單的運動工具，但相較於健身房裡高貴的運動機台，卻一點也不遜色，更好的是我教的健走運動，練習者回家也可以練習。偶爾帶長輩們去公園健走時，多一層預防跌倒的安全輔具，相當於多了好幾位小助手。

因為我的醫師背景，其他教練遇到有疑慮的練習者，就會邀請我共同參與運動前評估，或是轉介給我。急診人見義勇為的樂觀個性以及全科訓練出來的能力，對於各種特殊族群的銀髮練習者，來者不拒，很多練習者也是輾轉試過各種方法，求助過各科醫師，既然有緣相遇，總是盡力幫忙先看了再說。感謝練習者和教練的信任，給我面對挑戰的機會，促使我廣泛的研讀相關文獻和特殊族群的運動指引而快速成長。

這些稱為特殊族群的練習者包括帕金森氏症、髖關節骨折術後、駝背側彎、腰椎疼痛術後、小腦中風、下肢周邊動脈狹窄、乳癌骨頭轉移骨折術後化療後、甲狀腺低下、運動中心肺功能停止經急救後復甦，心瓣膜置換術後、心臟衰竭、腹部主動脈瘤、帶狀皰疹後神經痛、肌萎縮性脊髓側索硬化症（漸凍人）。

我發現雖然病情很複雜，但共同的問題都是對運動的安全有所疑慮，缺乏運動，導致喪失行動能力，跌倒的風險更高。解決的方法其實也很簡單，只要能夠安全的動起來，站著動總是比坐著不動好，運動即良藥。**先採用最安全的做法，取得練習者的信任，讓練習者願意動起來，享受運動的樂趣。要取得練習者的信任，首先要深入瞭解特殊族群的疾病特性，認真傾聽練習者的心理需求與評估身體狀況。**個別化的運動指導是運動教練最重要的功能，找出最適合練習者的動作，幫助矯正練習者的動作。

特殊族群理論上應該在運動醫學專業人員的監控下，經過仔細的測量與評估，從事復健訓練，並嚴格的追蹤訓練成效，以確保安全及效益。然而，理論與現實總是有很大的差距，書本中理論上的訓練環境，在現實並不是沒有，在各醫學中心總還是有些可遇不可求的運動醫學研究計畫正在進行，尤其是針對糖尿病、肥胖的族群。

某醫學中心復健部主任告訴我，醫院有提供各種運動復健的訓練，但除非是嚴重失能的個案必須在醫院復健，健康狀況稍微好一點的都想逃離醫院，復健部門也很難營造歡樂的運動氣氛。另一家醫學中心骨科醫師告訴我，髖關節置換術後兩天就可以下床走路，應該鼓勵病患運動，但復健科提供的自費運動課程太貴，病患對於院外的健身房教練缺乏信任，轉介病患參加運動課程的成功比率極低。骨科醫師開刀很成功，但病患回家缺乏運動的結果，還是不能走路，只能坐輪椅，稱為手術成功，但臨床失敗，實在很無奈。某醫學中心老年醫學科主任告訴我，對於衰弱症、肌少症的患者，醫院有很完整的評估工具，但缺乏適當的運動介入方法。

陽光活力中心裡的教練都是有醫學專業背景的治療師，雖然沒有醫院一般的精密監控儀器，陽光活力中心採用從芬蘭進口強調安全性的HUR機台設備做訓練，運動前量測血壓，教練要教導練習者認識自覺費力量表（RPE），說話測試（TALK

TEST）等作為調整運動強度的參考。肌力訓練從最低阻力開始，最小一百公克漸進式的重量微調級距，先教導運動施力時的呼吸技巧，避免憋氣引發胸腔壓力劇烈變化，減少血壓的波動，避免心腦血管意外事件的發生。

我帶團體班練習者運動之前的暖身運動，就會使用健走杖輔助，年紀較大、體能狀況較弱的長輩，也可以安全放心的參加，只要開始願意動起來，規律的運動一段時間之後，體能就會有進步。天氣好的時候，我可能會帶隊到公園健走當作暖身，長輩們多開心呀！

更衰弱的高齡練習者，因為安全上的考量，建議採用教練練習者一對一個別指導。練習者在健身房運動，有教練照顧著，有許多運動設備，訓練的效果很好，常有家屬要求我示範幾招，錄影回家以便練習。但是回家後沒有健身房的運動設備可用，我就嘗試把徒手肌力訓練的動作，針對不同體能狀況練習者的需求，改成以健走杖輔助，方便在家裡安心操作的健走運動。練習者及家屬親身體驗之後，感到很驚訝，沒想到健走杖這麼新奇有趣而且實用，希望我把這些動作整理成簡單好記的圖片或影片，讓他們回家後還能照著練習。原本只是輔助走路的健走杖，竟然有意想不到的好處，可以用來幫助虛弱長輩站起來，在原地做各種運動。虛弱的長輩接受度很高，在開始接觸運動的初期，用於矯正姿勢、練習起立坐下的深蹲動作，走路的跨步和單腳站立。從〇到一願意開始動起來，接下來的重量訓練就容易多了！

系統性傳授健走杖教學的技巧

受邀去樂齡大學、老人安養中心、日間照護中心開課或醫院演講，分享銀髮族健身旅遊的觀念，推廣健走運動。幾位熟識的治療師看到我使用健走杖，可以帶這麼多高齡長者站起來運動，甚至帶隊到戶外公園健走，覺得很神奇。

我根據美國運動委員會「整合性功能訓練模式」（ACE IFT MODEL），針對虛弱長者，設計一套功能性訓練動作。目的在於增加功能性動作的穩定性與靈活度，讓虛弱長者能夠站起來，走的穩，稱為「不倒翁健走運動」（UP AND GO WALKING POLES EXERCISE）。循序漸進分為十三階段，包括：

①座椅預備
②起立坐下分解動作
③四點著地
④三點著地
⑤重心轉移
⑥深蹲分解動作
⑦步伐加大
⑧腰背伸展
⑨肩臂伸展
⑩進階深蹲
⑪平衡訓練
⑫障礙物
⑬體適能測試

每個階段有四個代表動作，共五十二個動作，呈現在五十二張撲克牌圖卡上，並拍攝動作教學影片，希望分享給運動指導員，利用撲克牌與影片幫助銀髮長者快樂學習。

銀髮照顧者是最佳的健走運動指導員

我陪岳父使用健走杖站起來練習走路，剛開始並沒有預定的運動計畫，而是盡可能在休假或是下班有空時，偶爾陪他出門，或是開車載他到郊外走走。短短兩個月，他就進步到自己可以站起來，不需要依賴輪椅。我當時並沒有受過什麼特殊的健走指導員訓練，只是買了七副健走杖，創造一個全家陪他一起走走的氛圍。有人陪著走，長輩經常動起來，就有這麼好的效果。

後來我出國學習運動健身，因為這一年中，我們在國外沒能陪他持續走路運動，他體力很快就退化，又不能走路。我送他去陽光活力中心，一週兩次，請專業教練一對一指導，陪他運動，一次六十分鐘。運動訓練三個月，他又可以自己站起來，用健走杖走路，甚至去公園打太極拳，金雞獨立。一年之後，他已經習慣用健身房的機台運動，我就請外籍看護帶他去健身房自主訓練。

剛開始去健身房時，外籍看護把岳父帶去健身房交給教練後，就在外面等。到課程結束時再帶岳父回家，教練們教的運動動作，還沒回到家就忘了，回家就回歸故態，看電視吃飯睡覺。

沒有人保護，我們也不鼓勵老人家在家亂動。外籍看護還是每天推輪椅，送岳父去公園曬太陽。但光是這樣一週二次的個別運動指導，三個月就進步很多。

虛弱的長輩只要經常動起來，就可以維持行動能力，最重要是要有人保護陪伴，醫師、護理師、治療師、教練、照服員、看護或是家屬都是銀髮照顧者。其中最重要的是天天陪在長者身邊的人。以我們家的情況而言，岳父雖然住的不遠，並沒有和我們住在一起，天天陪伴他，照顧他生活起居最重要的人是外籍看護。岳父嚴重失智，經常認不得我們，總以為我是他的老鄉，但他不會忘記看護，影響他生活作息最重要的人，就是外籍看護。

外籍看護如果能在日常生活中帶長輩動起來，應該會很有幫助。我試著教外籍看護學習使用健身房的運動機台，希望他能多帶岳父來健身房自主運動，但是看護覺得這超過她的職責，興趣缺缺，我教她一個月之後，發現她並不是學不會，而是不想學會，如果學越多的結果，只是事情責任越多，當然沒有動力，這是人之常情，無可厚非。於是我想出一個獎勵辦法，我存了一筆錢在陽光的櫃檯，每次看護帶我岳父去運動，帶他上機台運動一個小時，結束時就可以跟櫃台工作人員領一百塊。她突然就回過神來，問我：「可以天天帶阿公來嗎？」

以前請教練指導一週二次，一個月運動八次。開始實施獎勵制度之後的第一個月，看護就帶阿公去健身房運動十八次。非常的積極，而且很有效，因為岳父很聽看護的話，我們當晚輩的叫不動，但看護很會哄他，要岳父相信她的話，常常來健身房運動，可以活到一百歲。現在岳父就不需要請教練個別指導，由外籍看護帶他去健身房自主訓練，體能維持得很好。

新來健身房的練習者不認識他們，突然看到外籍看護在操練老人家，往往會感到很驚訝，有一次櫃檯工作人員接到投訴，新練習者以為外籍看護在虐待老人，擔心年紀這麼大的老人家，怎麼可以承受得了這麼劇烈的運動？沒有專業教練在旁邊保護，會不會太危險？台灣社會的觀念若是還停留在「老人家應該慢慢走，不要劇烈運動。」會有更多的老人坐輪椅、臥床，需要更多被動式的照顧，長照的負擔會很沉重。

我去芬蘭學習銀髮健身的運動設備進階課程，參觀芬蘭的社區銀髮運動課程，安養機構的運動教室裡，幾位長輩自己就在機台上運動，現場只有一位非醫療運動背景的志願工作人員負責管理，每位新練習者會由一位學長陪伴一起運動，三個月後就可以獨立使用機台設備運動，甚至成為別人的學長。

美國運動醫學會（American College of Sport Medicine, ACSM）也發現這個過度保護影響運動意願的問題，調查研究指出四十歲以上的男女性，依據他們的危險因素分類評估後，約有九五%的人於運動前會被建議去請教醫師。若是按照過去的運動前評估篩檢標準，會產生不必要的困擾及醫療費用，而影響民眾運動意願。若是依照過去保守的觀念，與鼓勵民眾運動，養成規律運動習慣的目標是有矛盾的。因此，在二〇一五年新版的 ACSM 運動指引中，改變了運動前健康評估的條件。過去有疾病或症狀者於從事體適能檢測或運動之前，要去看醫師，徵求醫師同意後才開始運動。而最新（二〇一五）的醫療同意的定義，是徵求健康照護專業人員的同意即可，醫師、護理師、治療師及教練，針對參與者的健康和運動狀況做運動前評估，考量是否可以參與運動，建議做那些運動，並不是一定要醫師允許才行。

全世界的不倒翁健走運動

北歐健走

用兩根手杖走路，作為陸上運動方式，這種方式稱為北歐健走 Nordic walking（NW），是一種近代從芬蘭的滑雪選手發展出來的運動。北歐健走時，手腳交互動作，當左腳向前的同時右手也向前移動，右手握住的手杖觸地。大多數的北歐健走者會斜向後推杖，得到反作用力，與一般正常行走相比，行走速度較快，會增加手臂的活動，加大步伐，加快心率和消耗較多能量。北歐健走使用專用的手杖，當推杖向後方時，手臂伸直，使用腕帶施力，手掌可以張開放鬆，杖尖為鞋型止滑橡膠墊。

適合持杖健走運動的北歐健走杖，有幾個與滑雪杖不同的特點：

①杖尖前傾的角度適合走路。

②杖身比越野滑雪杖要短一點，一二〇、一二五、一三〇公分三種固定長度的杖身規格。

③握把要有手環，走路時可以維持手部較輕鬆，避免肩膀痠痛。

④橡皮爪墊結合金屬杖尖的複合兩用設計。

日式健走

北歐式健走從一九九九年開始引進日本，作為健康族群的運動方式。安藤邦彥醫師，專業是運動醫學及膝關節外科，在長野縣松代市開設骨科診所，有感於病患來診所就診時，因為有醫師在一旁指導，可以保持正確的走路姿勢，可是一走出診所以後就回復以前錯誤的走路姿勢。所以想找一種簡單、安全且有效的方式來維持病患的步行能力，在參考競走運動後想到如果使用兩支杖的話，行走時可以保持平衡。

終於在二〇〇六年發想日式健走杖，由 Sinano 設計生產出第一款日式健走杖「Revita」。Revita 字面的意思是回春，正是我對健走杖的印象，我演講時常常告訴聽眾，用健走杖可以立刻回春十年，讓你可以輕鬆做到十年前能做的動作。帶銀髮健身旅遊時，引導團員用健走杖做出單腳站、跨步蹲、英雄式等各種高難度的動作，拍照起來總是充滿自信的笑容，看起來都變年輕了。

日式健走不同於傳統滑雪式的北歐健走，是手臂伸直向前，將手杖垂直觸地支撐於身體的前面，增加穩定平衡，而不強調持杖斜向後推增加速度。這種方法類似於行走有困難的人使用手杖的方法。稱為防衛式的北歐健走（defensive style NW），或是持杖健走（pole walking）。研究顯示，與正常走路相較，日式健走時產生較少的垂直地面反作用力、垂直膝關節的壓迫力、以及膝關節內翻動作（小腿向內側，膝關節向外側）。

不倒翁健走運動

二〇一六年，我開始接觸北歐式健走運動，並且從二〇一八年六月從陽光活力中心開始推廣，開辦三小時的健走運動研習課程，稱為「不倒翁學校」。

不倒翁學校是為了推廣不倒翁健走運動所舉辦的三小時演講，運用兩根健走杖輔助，幫助銀髮長者增強肌力、防止跌倒，站起來，走得穩，翻轉輪椅文化。不倒翁學校除了介紹十三階段健走運動之外，更重要的是觀念的翻轉。分享用健走杖打敗肌少症的案例，提倡銀髮健身旅遊的模式，我們會到戶外練習北歐及日式健走，示範團體活動的帶領技巧。

不倒翁健走運動和北歐健走、日式健走同樣是使用兩根手杖，最大的不同之處是用健走杖在原地運動，包括坐椅預備運動，起立坐下，肌力、平衡、柔軟度訓練和體適能測試。**是特別針對銀髮族的體能差異所設計，循序漸進的功能性運動訓練系統。**北歐健走和日式健走的教學影片中，也常可以看到在健走活動前後，利用健走杖在原地做運動，是很好的熱身及伸展輔助工具。

為了教學上的需要，我製作不倒翁健走運動撲克牌圖卡、海報及運動處方箋等教學工具，讓人能更容易認識健走運動。透過社群媒體的傳播，有許多貴人相助邀請，協助我們全台灣巡迴演講，開辦不倒翁學校。

二〇一九年十月，志工張瑞芳邀請我到台中山上的德瑪汶部落廚房，舉辦一場不倒翁學校公益演講，意外吸引了一群不倒翁學校校友共襄盛舉，組成志工旅遊團。在部落就地取材，使用桂竹製做健走杖，加上原住民的編織技藝，製作健走杖的握把。自製竹健走杖物美價廉，銀髮族懷舊，對於竹材很熟悉，環保又天然，練習者及志工都愛不釋手。後來到各地舉辦不倒翁學校，都請部落幫忙生產，準備竹杖DIY材料包，使用竹健走杖搭配教學，大受歡迎，有助於健走運動的推廣。

二〇一九年十一月花蓮門諾醫院邀請我錄製不倒翁健走杖教學公益影片。新冠病毒防疫期間，我們決定將教學講義資料、影片全部公開上網，二〇二〇年五月建立了不倒翁學校官網。永豐銀行也邀請我錄製居家戰疫健走運動影片。

二〇二〇年十月，東南旅遊與小島職能治療所、不倒翁學校合作，推出跟著醫師去旅行的健走杖體驗營，到飛牛牧場二天一夜的銀髮健身旅遊。

台灣不倒翁健走運動的設計理念

你知道一般人開始從事一項新的運動，通常能維持多久嗎？根據美國運動委員會（ACE，The American Council on Exercise）的研究，通常三個月到半年就會停止。六十八%停止的原因是因為運動的經驗不佳。沒關係，再換一種運動就是了！運動健身的方法有很多，哪一種才是最好的運動呢？你願意接受，適合你的運動才是最好的運動。不倒翁健走運動從座椅預備運動開始，就是讓害怕運動跌倒的人也可以放心開始運動。

美國運動委員會的整合性體適能訓練模式（IFT model。Integrated Fitness Training model），有兩種訓練類型，包括心肺有氧訓練類型及功能性／阻力訓練類型，針對訓練對象現階段的體適能狀況，分成四個階段，功能⬇健康⬇體適

能↓運動表現，設定不同階段的訓練目標，循序漸進。再虛弱的人，也有適合他量身訂作的運動計畫。相對地，也沒有一個現成的運動計畫可以適用於所有的人。要為銀髮族設計一項運動計畫，就要預想銀髮族的體能狀況和可能遇到的困難，針對常見的肌少症、骨鬆症、駝背、步態不穩、站不起來等問題，設計適合的動作。

「不倒翁」健走運動是增強下肢肌力，防止跌倒的基礎訓練，我在設計不倒翁健走運動時，參考ACE IFT整合性體適能訓練模式的第一階段功能性阻力的訓練，目標在於穩定度及靈活度的訓練。低強度訓練可以改善平衡、肌耐力、核心功能、柔軟度及靜態與動作的穩定度，以改善姿勢。很適合準備要開始運動的銀髮族。開始運動之後，逐步養成運動的習慣，體能進步之後，就可以再接受強度更高的「動動強」健走運動。

靈活度與穩定度

聽起來是兩個矛盾的目標，要如何訓練才能做到又穩定又靈活呢？

簡單說，該穩定的先穩定，該靈活的要靈活。仔細觀察人體結構動力學很奇妙，上下四肢連結到軀幹有許多的關節，依照順序，一個關節要靈活、接下來的一個關節要穩定。手腕關節靈活，活動範圍很廣。接上去的手肘關節穩定，只有屈曲伸直和小範圍旋轉。再上去的肩關節活動範圍也很大，屬於靈活的關節。再上去的關節是肩胛骨和胸廓所形成的關節，屬於穩定的關節。該穩定的關節要有強壯的肌肉穩定住，才能支持靈活的關節做日常功能性的動作。

「沉肩墜肘」是太極拳、形意拳等武術的練功心法，我的解讀就是穩定，「沉肩」是把肩胛骨穩定在胸廓軀幹上，「墜肘」是先啟動肘關節周圍的肌群，穩定肘關節。把該穩定的關節穩定好，出拳才會有力量。

下肢關節更是明顯，很多長輩膝關節痛不敢運動，蹲下去，腳就發軟垮下去。除了關節本身的問題之外，很多人是因為下肢肌力不足，該穩定的膝關節沒有穩定好。應該先練坐姿預備中的直膝抬腿和腳開合，以不加重膝關節負擔，不會引發疼痛的動作，把穩定膝關節的股四頭肌和內收外展肌肉強化起來就有可能改善膝痛的問題。

正確的姿勢

ACE IFT第一階段的訓練重點，強化肌力之前，要先矯正姿勢。否則在不正確的姿勢下動作，容易造成運動傷害，越鍛練越糟糕。特別是在文明社會，駝背圓肩、下背痛，肩頸痠痛，很多都是長時間工作看手機，姿勢不良所造成。姿勢不正確的原因有可能是肌力不足，難以維持正確姿勢。也有可能是關節筋膜沾黏，活動度不足。不倒翁健走運動中四點著地，踮腳尖頂天立地的動作，可以自我檢視左右平衡與否，體驗正確姿勢下動作的感覺。步伐加大、腰背伸展和肩臂伸展的動作，可以利用健走杖的剛性支撐，訓練柔軟度，增加關節活動的範圍。

平衡訓練

腳步不穩，平衡感不佳常是銀髮族跌倒的原因，要達到ACE IFT訓練模式的第一階段的穩定與靈活的目標，就要包括平衡訓練。不倒翁健走運動設計在健走杖支撐下，練習單腳站的動作。長輩有健走杖支撐，在安全的狀況下才會放心願意練習，可以輪流舉起單手，練習重心的轉移。**能夠單腳站，是走路的基礎。健走運動要使用上肢支撐，會比徒步走路啟動更多的上肢及核心肌群。**

動作訓練

ACE IFT訓練模式的第二階段是動作訓練，身體的主要動作都是由「推」、「拉」、「蹲」、「跨」、「轉」五個基本動作組合所構成。再怎麼複雜動作，都可以拆解成這五個動作。優秀的運動員，為了突破身體的極限，非常努力練習。然而，有時候再怎麼努力，也無法進步。經過教練的指導，發現是轉腰的力道不足，或是動作的順序配合不佳。回歸基本動作訓練，成績就可以突破。

起立坐下相當於深蹲動作

不倒翁健走運動包括蹲這個動作，還詳細講解深蹲的分解動作，因為深蹲是訓練起立坐下最有效的動作。除了靈活度與穩定度，動作的順序與協調性也很重要。例如，要從椅子站起，必須先彎腰，將身體的重心從坐姿時靠在椅子上的臀部，轉移到站姿時踏在地上的雙腳。蹲下或坐下時，也要先啟動靈活的髖關節屈曲，後推臀部，膝關節要微微向外張開穩定。如果蹲下時先啟動膝關節，像是要跪下，會造成膝關節的壓力增加，長期容易磨損，造成關節炎。

無論是北歐式健走或日式健走，健走都是屬於心肺有氧運動訓練。十三階段不倒翁健走運動，是以健走杖支撐的徒手肌力訓練動作，例如：深蹲、跨步蹲。還有柔軟度與平衡的訓練，搭配日式健走或北歐式健走的心肺有氧訓練，成為更完整包括心肺、肌力、柔軟度及平衡的運動訓練系統。

善用健走杖翻轉輪椅文化

曾幾何時，台灣社會的觀念覺得拿拐杖顯老不好看，寧可冒著跌倒的風險，搖搖晃晃慢慢走，也不好意思拿拐杖，或是藉口怕下雨，拿雨傘當作拐杖。我曾經仔細研究過拐杖握把的雨傘，在說明書裡就清楚註明，雨傘不是醫療器材，不適合作為拐杖使用。在急診看過幾次病患使用雨傘當拐杖，杖頭的止滑橡膠墊已經磨穿，鐵桿外露反而滑倒受傷，造成腰椎骨折。

我在推廣健走運動的過程中，遇到最大的障礙就是觀念問題。台灣社會對於使用拐杖的觀念不普遍，覺得使用拐杖很丟臉，拐杖給人負面失能的形象，拿拐杖在路上走，好像過街老鼠，寧可減少活動，拿一根雨傘湊合著走，路上很少有人拿手杖或是其他種類的助行器好好走路，都是到很嚴重才撐拐杖跛行。等到萬不得已需要移動就直接坐輪椅，或是電動代步車。走不穩就坐輪椅，這種被動式照護的輪椅文化，普遍存在於台灣社會，根深蒂固很難改變。

為什麼輪椅文化在台灣會這麼嚴重？

我到芬蘭進修，參訪醫院和安養院時，才恍然大悟。芬蘭的醫院裡，門口的旁邊就有一間輔具室，提供各種行動輔具借用，從單手杖、前臂杖、四腳杖、四腳ㄇ形助行器、助行推車，輪椅只是其中一項，醫院的醫療人員會建議適合病患狀況的行動輔具。安養院裡活動的住民，使用的行動輔具更是琳瑯滿目。竟然看到有老人在使用滑板車，坐在四輪可坐可站的滑板車上，用腳推動前進。能用滑步車的老人，想必身手十分矯健，怎麼會住在安養中心？實在令人難以想像。

安養中心走廊上的公布欄裡貼出滑步車的商品廣告，和水中有氧運動課程的廣告並列，似乎是鼓勵住民購買使用。芬蘭安養中心裡的老人到底吃了什麼大力丸，讓他們可以活蹦亂跳？原來是獨立自我照顧健康的觀念，普遍提早使用行動輔具，提升行動能力。太早使用輪椅，剝奪運動的機會，所以肌肉退化的速度更快，很快就站不起來，必須依賴輪椅。

一旦坐輪椅，減少走路運動的機會，肌肉萎縮就不能走路，必須依賴輪椅，長期推行輪椅文化的結果，反而造成病患提早失能。被動式的照護越周到，退化失能的越快。在輪椅文化的觀念制約下，缺乏適合的行動輔具衛教，家屬和看護不敢也不知道如何幫助長輩站起來運動，長輩自己更沒有信心。

從走不穩的階段，到必須坐輪椅的階段之間，有各式各樣的行動輔具可以利用。運用粗大動作功能的分類系統（GMFCS），依據功能上的限制分為五階級。

第一至第三級所需的個人行動輔具包括單臂操作與雙臂操作步行輔具。包括單手杖、雙手杖、助行器、助步車等等。

- 第一級　可在平坦地面上跑跳。
- 第二級　可在平坦地面上輕鬆行走，但在不平坦地面上行走相當吃力。
- 第三級　是自己走需要扶著穩定的東西，或是需要扶著別人才能走。

第四級至第五級所需的才是輪椅。

- 第四級　無法跨步行走，但坐在椅子上可以大略維持坐姿。
- 第五級　是坐在普通椅子上，會東倒西歪，無法維持坐姿。

坐到站為日常生活中常見的活動，需要一定的關節活動度、肌肉瞬發力、姿勢轉移的能力。隨著老化，可能出現關節活動度的下降、下肢瞬發力的衰退。下肢功能的退化，進而影響執行日常生活的能力、降低生活品質，跌倒機率增加。

而**坐到站的能力是移行能力的基礎，也是高齡者是否能保持功能性獨立的重要指標、並且也是跌倒風險的預測因子**。我認為有很多第四級的長輩，像我的岳父，可以藉由選擇合適的行動輔具，加強下肢的肌力訓練，能夠逆轉回春，站起來，重新擁有行動能力。甚至藉由行動輔具的支持，作為運動訓練健康促進的工具，讓長輩能走出戶外，參加團體活動，恢復人際互動的社交關係。

設計不倒翁健走運動時，設想的教學對象是像我岳父一般的虛弱長者，還有在一對一運動指導及運動前評估時的練習者。持杖健走（**poles walking**）作為身障族群的復健訓練，對於多種疾病的患者都有助益，包括下列狀況：

①下肢骨骼關節及脊椎疾病：風濕性關節炎，下肢骨折術後、退化性膝或髖關節炎、脊髓腔狹窄等等。以雙杖支撐可以減輕關節的壓力，降低動作時對身體的衝擊。緩解疼痛。

②帕金森氏症及腦中風後平衡困難。使用健走杖作為姿勢矯正的工具，使用雙杖支撐可以將不良的姿勢矯正為較佳的姿勢。駝背前傾姿勢、脊椎側彎、小碎步等失衡問題都有改善。

③慢性阻塞性肺疾，使用健走運動，可增加運動的強度，但不會覺得比較累。

④糖尿病、高血脂、高血壓等，症狀及抽血檢驗數值都會改善。

退化性膝關節炎的長輩，常常對於健走有疑慮，因為醫生建議要省著用，等到軟骨磨損的差不多時，就要換人工關節了。正因為要省著用，所以更應該在日常生活中使用兩根健走杖，減輕膝關節的壓力負擔。省著用並不是不用，而是要聰明的使用，學習不倒翁健走運動，以正確的姿勢動作，可以增強肌力，緩解膝關節的疼痛。

日式健走可減少退化性髖關節炎患者行走時的骨盆代償性旋轉，有保護的效果，可避免二次傷害。

下背痛的原因很多，最根本的問題是姿勢不良，長輩坐姿時間過久，髖關節前側的肌群縮短，後側的臀肌虛弱，稱為下交叉症候群，站立時會呈現骨盆過度前傾的狀況，過度的骨盆前傾，容易造成腰椎滑脫、長骨刺、椎間盤突出、壓迫神經，產

哪些人適合學習不倒翁健走運動？

①最近一年內因走路不穩跌倒過。

②走路速度遲緩：二．四四公尺起身繞行測試超過十五秒。

③站起坐下有困難：站起坐下測試十五秒內小於五下。

④容易疲累出門走不遠，想要在家運動。

⑤想要站起來走，又怕跌倒，想要脫離輪椅的束縛。

⑥蹲下去站不起來。

⑦走路步伐很小。（帕金森氏症患者、輕微中風患者）

⑧腰椎或下肢關節炎患者、足底筋膜炎患者、駝背等等。

⑨體重過重或肥胖者。

生坐骨神經痛、腳麻、腳刺痛、腳無力、垂足等等問題。腰椎開刀數次，仍然背痛，稱為背部手術失敗症候群（FAILED BACK SURGERY SYNDROME，FBSS）。

開完刀沒有適當的復健運動，仍然會經常疼痛復發。門諾醫院疼痛科鐘英華醫師發現這種術後疼痛的病患，打完疼痛注射後，往往只能維持不痛兩週，反覆打針，使用止痛藥成癮很可憐，光靠藥物沒辦法徹底解決問題。她安排病患去找合作的運動教練，趁剛打完針不痛的兩週，鍛練肌力。反覆幾次之後，核心肌肉越來越強壯，背痛的情況就慢慢減少，半年後就不需要再打針了。原來下背痛根本的問題在於姿勢不良，核心肌群太弱。骨科醫師只負責開刀，開完刀交給復健科，使用被動式的治療，肌肉完全沒有鍛練，當然容易復發。

脊椎就好比是電線桿，核心肌群是纜繩。維繫電線桿的纜繩若是太弱鬆掉，電線桿很容易就會歪掉倒下。雙手持杖在前向下撐，腹肌收縮，加強核心肌群，有助於改善骨盆前傾，矯正姿勢，保護脊椎，對於改善下背疼痛很有幫助。有一位下背痛一個月的患者，骨科醫師診斷是腰椎滑脫，我教他健走運動中有關核心肌群的幾個動作，他回去認真練習，二週後回診就不痛了。

健走運動對於帕金森氏症有益處，可改善患者的步態、平衡、生活品質與功能性的動作控制。我觀察過幾位帕金森氏症的練習者。帕金森症患者要控制步伐，是件不容易的任務。啟動邁步雖困難但還不會跌倒，一旦啟動進入動態行走停不下來，就會跌倒。但如果有指令提示就會容易多了。

有一位原本帕金森氏症坐輪椅的運動練習者，用健走杖經過六週個別指導，肌力有進步，可以自行從輪椅站起來。但走五步就會越來越快失去重心撲倒。我們找到一個訣竅，走四步，停下來搖一搖手杖，幫助放鬆，然後重新啟動。一二三四，搖一搖。六週之後，第一次有機會測試二．四四公尺起坐繞行測試，一二三四搖一搖，完全不需要人扶，花了三分五十五秒。

有一次居家訪視遇見一位失能的帕金森氏症的老先生，我發現他家中各式各樣的輔具都有，輪椅、助行車、ㄇ字型的助行器、還有三根非常高級的單手柺。但在家裡就是坐在椅子上按摩，輔具還是只有出門用輪椅，偶爾用助行車。他的太太非常認真的想方設法照顧他。也會喊口令引導他。但太過求好心切，尤其是轉彎時，很緊張，他覺得腳上有磁鐵，吸住地面動不了。

訪視到最後十分鐘，我拿出兩根竹杖給他試用，因為竹健走杖很輕，較單手柺杖長，握在手中偶爾點地支撐，就讓他覺得平衡感增加，比較安心，肌肉神經張力放鬆，邁步行動就變得靈活。他感覺困住他的電磁鐵磁力突然消失，腳步輕快許多、轉彎也很順暢，還開心的故意嚐試走進狹窄的客廳桌椅之間走道，這是以前不可能做到的任務。

健走杖可以給長輩一個自主的感覺，當他開始自己掌控健走杖，嘗試各種拄杖撐地的角度，他就開始自主運動訓練了。有一位練習者原本站起來要靠人扶持，學會用健走杖站起來之後，便不喜歡別人扶持，充滿自信，像頭驕傲的獅子。適合病患狀況需要的輔具，才是最好的。還沒試過兩根健走杖的，趕快試試吧。

Part 3

開始練習不倒翁健走運動

健走運動的十三階段五十二個動作心法

在陽光活力中心當教練帶練習者做運動，是一段激勵人心的經驗，每一位練習者都是我的偶像，活到八十至九十歲還能開開心心的運動回春，真是令人羨慕。這些人通常背後都有孝順子女的支持，一個健康快樂的銀髮族，代表一個幸福和樂的家庭。

健走運動撲克牌卡的緣起

因為高齡練習者容易健忘，陪同前來的家屬會在旁錄影，讓他們回家後還能夠帶著長輩練習。但堂課中的動作非常複雜，有些動作只是為了測試評估，有些動作靠特殊器材，在家不能做。

還有家屬提到，在陽光活力中心時長輩都會聽教練的指示，乖乖運動，但回家就不聽話練習了。因為沒有專業人員照顧、怕跌倒危險、沒有動機、甚至根本就忘了怎麼做動作。為了方便照顧者協助提示，引起長輩在家練習的動機，我事先印幾張動作圖片，交給他們當作功課回家練習。為了能重複使用，還加以護貝，圖片越印越多，漸漸就形成了撲克牌的雛型。

五十二張撲克牌圖卡，代表五十二個健走杖動作，十三階段練功心法。數字相同的四種花色圖卡是同一階段的四種變化動作。隨著撲克牌數字變大，階段性訓練的強度更上一層。

分階段練習，循序漸進

第一階段是「座椅預備」的簡單動作，讓長輩容易接受，開始運動。第二階段是「由椅子起身」的四個分解動作，即使還無法獨自從坐姿站起，只要攙扶站起來之後，能夠用健走杖輔助站立，就可以依照圖卡循序漸進練習，

第三到五階段是「四點著地」、「三點著地」、「重心轉移」。第六階段是「深蹲分解動作」。第七、八、九階段是「增加柔軟度」，「擴大關節活動範圍」。

第十階段「深蹲舉手」，穩定腹背的核心肌群。第十一和十二階段是「平衡訓練」和「跨越障礙物」。最後，第十三階段是「體適能測試」，可以定期評量，作為進步的指標。

不倒翁學校運動處方箋

因為撲克牌圖卡攜帶方便，新奇有趣，治療師或運動指導員隨身攜帶，當作是教學的祕密武器，或孝順的子女當作是小禮物送給長輩，鼓勵他們做運動，很受歡迎。但是一整副牌拿出來給練習者使用後，經常會缺少幾張變得不完整，擔心缺牌而捨不得拿出來分享，或不容易從整副五十二張牌中找出適合的那一張。

於是我選出常用的九個階段，每個階段用一個圖卡代表，做成名片大小的運動處方箋，在一對一的個別指導或門診時，從九種運動處方箋中選擇一張，送給練習者或病患，作為回家練習的指定作業，用手機掃描卡片背面的 QR Code 就可以連結到不倒翁學校官網上的教學影片。清楚明瞭，容易遵從。

不倒翁學校健走運動趣味輔助工具

為了提升教學的效果，我製作了許多輔助教具，包括撲克牌運動圖卡、海報、運動處方箋，教學影片，研發竹健走杖DIY材料包。撰寫不倒翁健走運動指導手冊，並透過臉書不倒翁學校粉絲專頁及Line社群媒體，宣傳理念和活動紀錄。建置不倒翁學校官網，連結健走運動教學手冊及教學影片。感謝眾多不倒翁學校的校友，善加利用這些教學資源，協助推廣健走運動，在社區、機構和醫院幫助了許多虛弱的長輩站起來，走得穩。

不倒翁健走運動撲克牌圖卡

二〇一八年六月十六日在陽光活力中心舉辦第一次不倒翁學校，開課之前，為了增加學習的效果，我反覆演練動作，拍攝了許多使用健走杖輔助的動作圖片，要作為上課的輔助教材。由於徒手運動的動作很多，常常練到一半就忘記下一個動作，每次講的內容都不一樣，我和太太討論如何整理成一套好教好學的系統，聯想到用撲克牌的十三個數字，每個數字有四個花色，一共五十二張牌，每張牌是一個動作。

暖場破冰，引發練習企圖心

通常每次個別指導虛弱長輩運動時，只會選擇幾個最適合他體能狀況程度的動作，一個階段練習完成之後，再學習下一個階段，從最安全簡單的座椅動作，起立坐下，循序漸進的四點站立、三點站立，重心轉移，深蹲分解動作、步伐加大、腰背伸展、肩臂伸展、深蹲進階、平衡訓練，一直到挑戰性的跨越障礙物，加上體適能測試動作，可以分成十三個階段，每個階段精選四個代表的訓練動作，所以每次運動訓練課程就先複習上一個階段的四個動作，再學習四個新的動作，一堂課做八個動作，好記又好玩。

撲克牌是很好的暖場破冰工具，應用在團體課程中讓練習者彼此互動，一人隨機抽一張牌，可以用來分組，同數字四人一組，同花色十三人一組。或加上數字計算的遊戲，幾個人的數字加起來剛好二十為一組。再拆開縮小十三為一組，或融合增大三十為一組。落單的人要自我介紹，並請求一位剛認識的夥伴救援，加入他的小組。帶小組成員做自創的健走運動動作。

牌卡遊戲訓練認知力也訓練肌力

撲克牌是認知訓練的工具，在二至五位成員的小團體中，進行簡化的撲克牌遊戲。洗牌、切牌、發牌，手持撲克牌展開成為扇形，請練習者幫忙依照數字或花色分類，練習用撲克牌變魔術的手技，都是很有趣的手指精細動作。如何將靜態的撲克牌遊戲與運動結合，增加趣味性？很簡單，把輸贏的積分點數，轉換成深蹲的次數，或起立坐下的次數就可以了。

「排七」可以訓練辨別數字大小順序的判斷力：輔助者先行示範抽一張牌為數字七，請一位長輩若抽到數字五的牌，比七小就放在數字七的牌下面，每位長輩抽到牌必須照數字大小順序置放。長者們一開始需要一點時間思考，後來熟悉遊戲後就可以增加速度。例如必須要依照花色分類。

「二十一點」請長者可以訓練數字的計算能力：依序隨機發一張牌，請長輩判斷需不需要再抽一張牌，抽到牌數字加總接近二十一，看誰最接近二十一點就是贏家。若超過二十一就爆炸成為輸家。

「心臟病」可以訓練反應速度。圍坐在桌子一圈，每個人手持一疊撲克牌，數字朝下蓋住，每人依序輪流快速翻開一張牌至桌子的中間，並依序從一喊到十三，若喊到的數字剛好就是翻開的撲克牌數字，大家就要搶著用手蓋住牌，反應最慢最後一位伸手蓋牌的人就輸了。

「配對消消樂」可以訓練短期記憶能力。同數字同顏色的兩張牌為一對，取出三對共六張牌，數字朝下，隨機排列在桌上，成兩排。每人可以有兩次翻牌記牌的機會，若是翻開兩張為一對，就收起來成為自己的積分，若是翻開兩張不是一對，就把牌蓋回原位。長輩要記住牌的數字和位置，才容易獲得積分。若要增加遊戲的困難度，可以增加牌的張數，或打亂排列的規則。

「超級比一比」可以訓練觀察能力，將動作與圖卡聯想在一起，將數張圖卡翻開放在桌子上，圖片朝上，上台表演動作的人可以從翻開的圖卡中，選擇一個動作模仿幾次，然後讓大家猜猜看是哪一張圖卡的動作，台上的人喊一二三開始，台下的人搶先伸手蓋住牌。最後一位蓋牌或蓋錯牌的人就算輸了。

在社區長照據點帶長輩做健走運動時，用撲克牌吸引練習者的興趣，有技巧地醞釀學習的氣氛，能讓活動充滿期待的掌聲與目光，是課程保證成功的開始。我會盡量攜帶足夠數量的教學健走杖，分發給場中的練習者一人一副，並請門口接待的志工幫忙分發給後來的人。課程開始前，我會手拿撲克牌運動圖卡展成扇形，讓已經進場的練習者，每人隨機抽一張牌。由於發現牌的內容不同，練習者之間會相互交換比較，好奇地研究圖卡上面的動作及說明。晚到的人看別人手中有牌，自己沒拿到牌，以為是摸彩券，就會急著靠攏過來。還沒上課解說，簡單靠著撲克牌小道具，就引起練習者認識健走運動的興趣。

不倒翁學校與社區關懷站

第一個響應不倒翁學校在社區推廣的是尹雄和劉永康夫婦。他們的女兒住在民生社區，經常來陽光活力中心運動，知道我在推動健走杖運動，就買了兩副健走杖送給爸爸媽媽，但他們不會使用，就來中心找我上了一堂個別運動指導課，而且指定要學健走杖。

我帶她們在公園裡使用健走杖，練習各種動作和玩小遊戲。原來他們在天母天和里長青關懷站擔任志工，覺得健走杖運動很適合用來幫助關懷站裡的長輩們，就自己先來學，希望邀請我去演講，分享健走杖運動的好處。

天和里里長太太連美怡告訴我，她先生當里長連續十三年了，長青關懷站也經營了十三年。一路走來，篳路藍縷，天和里有一百多位志工，包括巡守隊、清潔隊、還有登山社，非常有組織，凝聚社區民眾的感情。看到社區長輩慢慢從家裡面走出來，原本冷漠變得開朗，長輩們的子女都來表示感激，自願來當志工。

十三年來，這些長輩從七十幾歲變成八十幾歲，漸漸有些走不動，站不起來，坐輪椅，越來越少出席活動，很快就衰退臥床。沒有好的方法幫助衰弱的長輩，很令人擔心。聽到尹雄和劉永康夫婦推薦，邀請我來分享用健走杖幫助高齡岳父站起來的故事，志工們特別大力宣導，出席率超高。

平時每一位關懷志工負責聯繫八位長者，樓上招樓下，阿爸招阿媽，這次特別邀請幾位因為行動不便，較少參加活動的長輩，讓長輩們體驗使用健走杖的好處，幾位每次來都只能坐在椅子上的人，拿了健走杖之後，全都站起來走兩圈。見證歷史的一刻，有了健走杖的加持，重新獲得行動自由，打敗肌少症。

我在許多社區舉辦過不倒翁學校，很受銀髮長輩歡迎，再舉一個在共餐據點推廣的實例，說明課程中如何搭配教具的演說技巧。我在育睿診所認識蔡芸婕護理師，她是春暖居家長照機構的負責人，我們一起做居家醫療服務，很多居家個案都有肌少症，缺乏運動，她也非常肯定健走杖幫助居家個案運動的效果。

不倒翁健走運動海報

撲克牌圖卡依序排列印刷成一〇〇×七〇公分大小的不倒翁健走運動海報，五十二張牌可以一覽無遺，方便解說不倒翁健走運動十三階段的動作內容，以及動作之間的階段順序。張貼於運動場所，便於輔助者或指導員教學解說動作。張貼於診間或候診室，方便醫師或治療師開立運動處方。貼在家中，引發長輩運動的興趣。張貼在日照據點、社區活動中心，里民活動中心，作為推廣健走運動，招募健走隊員的宣傳。

我將海報貼在育睿診所候診區的牆壁上，民眾候診時就會注意到不倒翁健走運動，知道診所醫師在推廣健走運動，看診時就會聊到肌少症、膝關節炎、五十肩、下背痛等等問題，醫師就可以進行運動指導，建議適合的動作，告訴患者是哪一張撲克牌圖卡的動作。我將第十三階段的體適能測試放在海報的最上面一列，體適能測試是運動前後行動能力進步的指標，包括二．四四公尺起坐繞行測試、三十秒起立坐下、二分鐘原地踏步和單腳平衡測試。

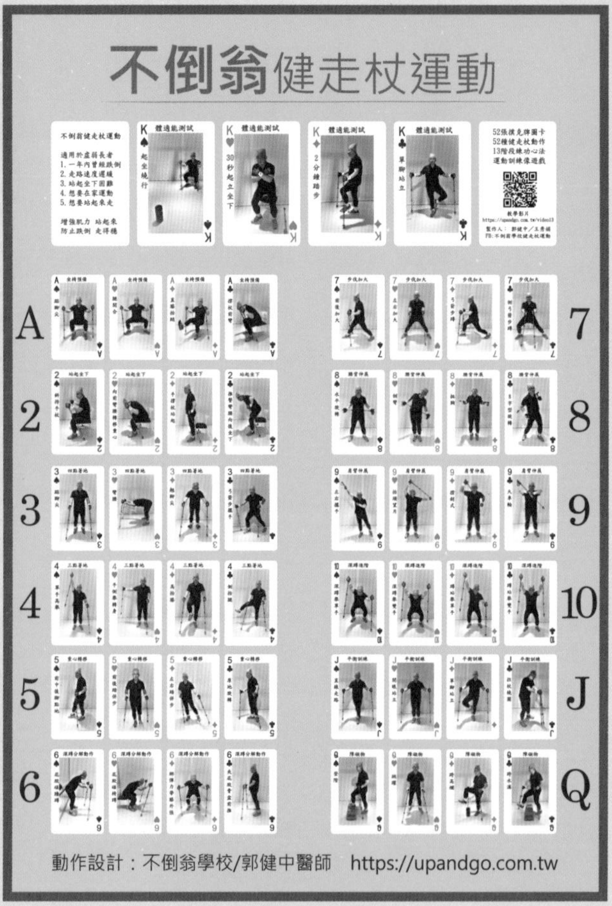

不倒翁健走運動海報

十三階段五十二個動作練功心法

階段	黑桃	紅心	方塊	梅花
①座椅預備	坐姿踮腳尖	腿開合	直膝抬腿	撐杖前彎
②起立坐下	斜持手杖	向前彎腰 轉移重心	手撐杖站起	推臀彎腰 向後坐下
③四點著地	踮腳尖	彎腰向前伸手 向後推臀	翹腳尖	弓箭步擺手
④三點著地	單手高舉	單手側舉轉身	高抬膝 單腳站	側抬腿 單腳站
⑤重心轉移	前中後腳點地	前後踏併步	左右踏併步	原地旋轉
⑥深蹲	屁股碰牆蹲	屁股碰椅蹲	綁彈力帶 膝外張	夾屁股站 骨盆前推
⑦步伐加大	前後步伐加大	左右步伐加大	弓箭步蹲	側弓箭步側蹲
⑧腰背伸展	腰部水平旋轉	側彎	挺胸	8 字型旋轉
⑨肩臂伸展	左右擺手	抬頭望月	揹劍式	大車輪
⑩深蹲進階	深蹲舉單手	深蹲舉雙手	蹲站舉單手	蹲站舉雙手
⑪平衡訓練	直線走路	閉眼站立	單腳站立	拄杖繞圈
⑫障礙物	登階	跳躍	跨高欄	跨水溝
⑬體適能測試	2.44 公尺 起身繞行	30 秒 起立坐下	2 分鐘 踏步	單腳站立

第一階段 座椅預備

引起動機

運用行為心理學技巧，挑出第一階段的四張圖卡拿在手上，讓練習者隨機抽一張，像是在玩抽鬼牌。請練習者觀看撲克牌運動圖卡，動腦想一想，並請他模仿圖卡做出動作，引起參與運動的興趣。練習者只要主動做出動作，都是好的開始，給予口頭鼓勵。然後再示範引導他將動作做到位，倒數十次做到完。一張圖卡可以有多種變化動作，鼓勵練習者嘗試創新，發現自己的喜好與潛能。

建立信任關係

以沒有危險的遊戲積極互動，提供安全的運動體驗，產生信賴關係。從簡單的座椅動作開始，逐漸改變老人家害怕跌倒，不願運動的觀念。告訴練習者這是站立的預備動作，鍛鍊哪一部分的肌群，直接指出相關部位。

延伸說明

❶ **好的開始是成功的一半：**許多安養院、老人中心的運動課程都採用坐姿進行，安全問題是最首要的顧慮。在第一階段座椅預備，讓運動中跌倒的風險降至最低。不必計較訓練的強度，目標在於建立良好的第一印象。

❷ **運動訓練具有特異性：**如果目標是要站起來走，就應該加強下肢肌群的訓練。簡化手部的動作，專注於下肢動作。手部和核心肌群都很重要，但訓練要聚焦在有助於站起來的動作。應依長者的狀況選擇使用適合的輔具，盡量維持行走的能力，即便坐輪椅，也可以收起腳踏板，讓練習者腳踏實地，鬆開手煞車，讓練習者練習靠自己的腳移動，都是很好的日常訓練。

1-1 坐姿踮腳尖

鍛鍊小腿後側的比目魚肌和腓腸肌（小腿肚）。

①同時伸直踝關節，腳尖點地，抬起腳跟，再放下。

②雙手撐杖，維持軀幹穩定，不前後搖晃。

變化

①用力踏地，發出聲響，增加足部的感覺回饋強度。

②左右腳踝交替伸直 / 屈曲，像走路的感覺。

③加上前後擺手，更像走路。

④伸直膝關節，翹腳尖。

⑤伸直膝關節，內外旋轉腳尖。

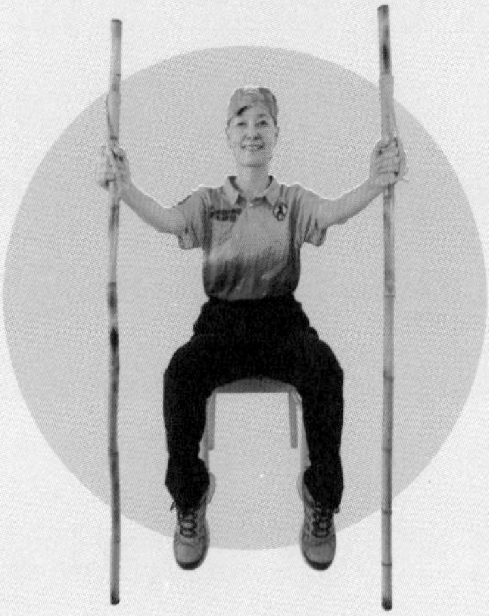

1-2 腳開合

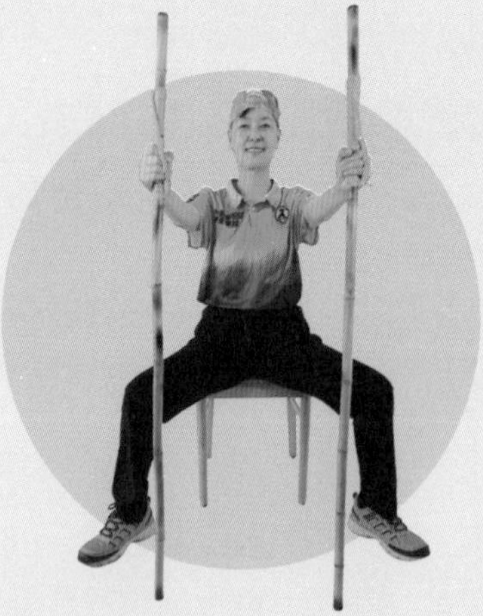

鍛鍊大腿內收與外展的肌群（臀部和大腿內側）。

①從雙腿併攏開始，雙腿向外分開，再合攏。

②雙手撐杖，維持軀幹穩定，不前後搖晃。

變化

①腳不完全離地，用腳掌內外旋轉帶動開合。

②雙腳掌併攏不離地，只有膝蓋開合。

③雙腳掌分開不離地，只有膝蓋開合。

④雙膝盡量併攏，只有腳掌開合。

⑤雙腳盡量張開，用膝蓋去碰健走杖。

1-3 直膝抬腿

鍛鍊大腿股四頭肌（大腿前側）

①單膝伸直，向上抬腿，維持十秒再放下。

②雙手撐杖，維持軀幹穩定，不前後搖晃。

變化

①加強版：勾腳尖，大腿抬離座椅。

②抬起後，在空中小幅度抖動。

③踢向空中後放下，十次。

④踢向側面的健走杖，十次。或手拍腳外側。

⑤抬腳，腳跟去碰另一腳膝蓋。或手拍腳內側。

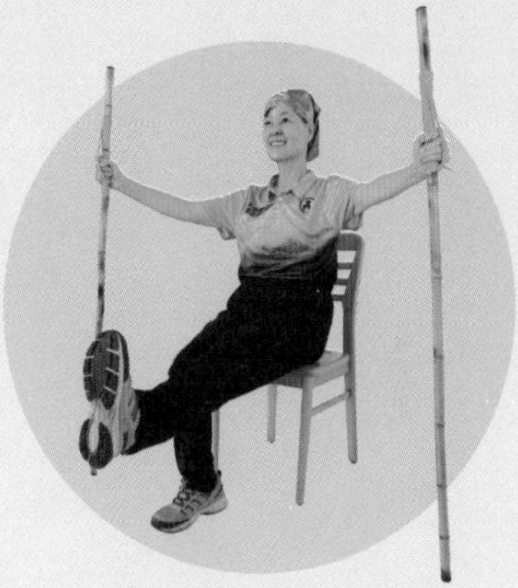

1-4 撐杖前彎

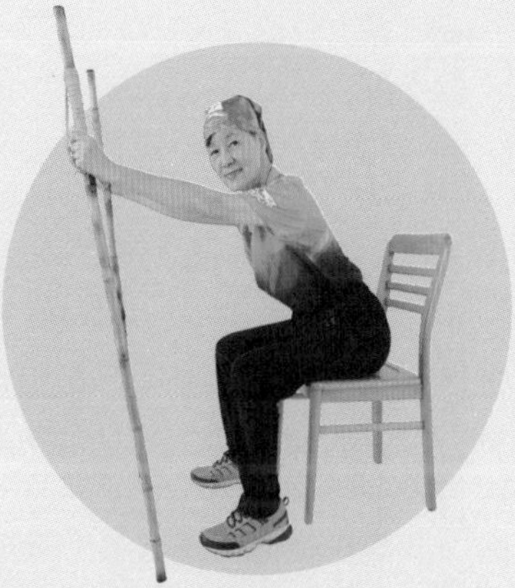

鍛鍊手臂，胸肌及腹肌（上半身）。

①握住手把向斜後下方施力，身體前彎。

②鼓勵嘗試各種手杖施力角度。

變化

①比較：手杖分開外側 / 合併在雙腳內側。

②比較：杖頭著地點前移 / 後移。

③比較：手肘伸直向前 / 手肘彎曲靠近身體。

④比較：身體前彎 / 後仰時的重心轉移。

⑤找到最適合撐杖站起的姿勢，手臂用力維持五秒。

第二階段 起立坐下

獨立坐站的關鍵技巧

這個動作是學習向前彎腰，前後擺動身體，使重心由座椅上的臀部快速轉移到地上的足部。下肢肌力不足、關節疼痛以及平衡感不佳的練習者，常常需要扶助。剛坐輪椅不久的練習者，經過二至三週的訓練，神經肌肉控制協調能力就會進步，可以掌控站起坐下連續動作的技巧。依靠旁人扶助起身後只要能夠持杖站立，就可以繼續下一個階段的站姿運動訓練。每一次站姿運動結束坐下休息後，要站起來進行下一段運動時，都是練習的時機，可以鼓勵坐回去再重新站一次。通常休息完體力恢復，動作的表現都會比較接近完美，這時絕對要把握時機，給予讚美。

若是依賴輪椅一段時間，肌肉力量已經退化的人，可能需要二至三個月的肌力訓練，才有足夠的肌力能獨自站起。練習時需要有人在旁扶助，增加安全感。提供一個不用擔心摔跤的練習環境，是鼓勵長者動起來的必要前提。

建議運動前要請教醫師及物理治療師，做運動前醫療評估，確實瞭解身體狀況，以釐清潛在風險。物理治療師可以透過動、靜態的身體評估方法，找出站不起來的原因，針對個別的問題運動指導，再配合圖卡勤加練習基本動作，事半功倍。

延伸說明

❶坐姿起身需要三股力量密切配合，包括下肢撐地向上的力量，手臂持杖向斜後方撐地，還有需要軀幹前彎轉移重心。年長者動作緩慢，前彎的慣性衝動不足，起身到一半又向後倒回椅子。可以先徒手牽引練習者的雙杖向前，幫助轉移重心，建立練習者信心，再漸漸減輕雙手的力道，最後換成撐健走杖或撐自己的大腿站起來。

❷長者站不起來的原因很多，曾有練習者因為腰痛想要運動健身，到陽光活力中心找我做運動前評估，我發現腰痛的情況不尋常，請家人帶他回醫院進一步檢查，結果竟然是癌症轉移到腰椎。我永遠記得家屬帶著MRI光碟片來找我時說的一句話：「看到別人還能正常的運動，真羨慕！」我告訴家屬：「再虛弱的人，都有適合他量身訂作的運動計畫！」教家屬和患者一些可以在床上進行的動作，包括上下床的搬運技巧，律動、按摩和穴道指壓，適度的運動可以幫助患者減緩疼痛，減輕家屬的焦慮。

2-1 斜持手杖

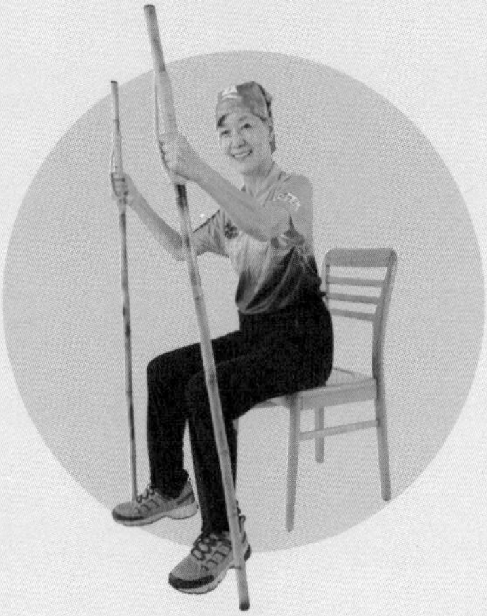

①握住手把向斜後下方施力。
②測試健走杖的快扣鎖緊，能夠承受手臂施加的力量。

變化

①起立是動態的過程，與靜態坐姿時持杖的角度不同。
②嘗試以各種角度施力，協助彎腰。
③嘗試調整手杖的高度。
④嘗試杖頭著地點前移 / 後移。
⑤嘗試虛握手把，用腕帶支撐。

2-2 向前彎腰，轉移重心

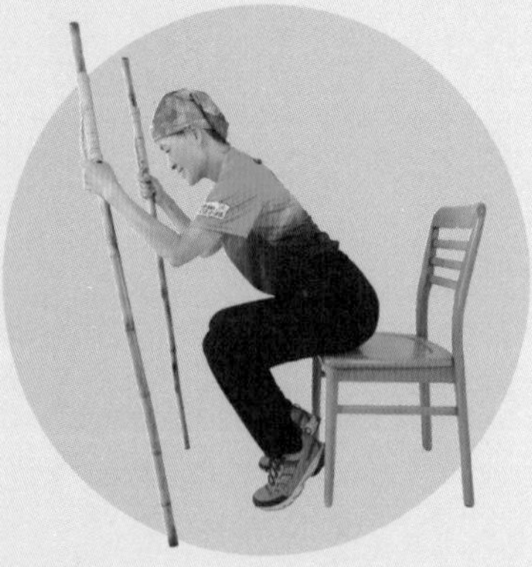

①臀部移至座椅前 1/2，雙腳打開略比肩寬。
②軀幹先後仰，再快速向前彎腰，臀部收縮離開椅面。

變化

①不用健走杖，輔助者站在前方，伸出雙手供練習者抓握，輔助者引導練習者向前彎更多。
②不用健走杖，練習者手撐在椅子扶手，或桌子，彎腰。
③練習者握持健走杖，輔助者同時握住練習者的手杖，幫忙穩定，引導練習者向前彎腰。
④練習快速彎腰，產生動量。
⑤先後仰，腳離地。再彎腰向前，同時腳踏地。

2-3 手撐杖站起

①斜持手杖，向後下方用力撐杖練習。
②前彎重心轉移至足部時，撐杖站起。

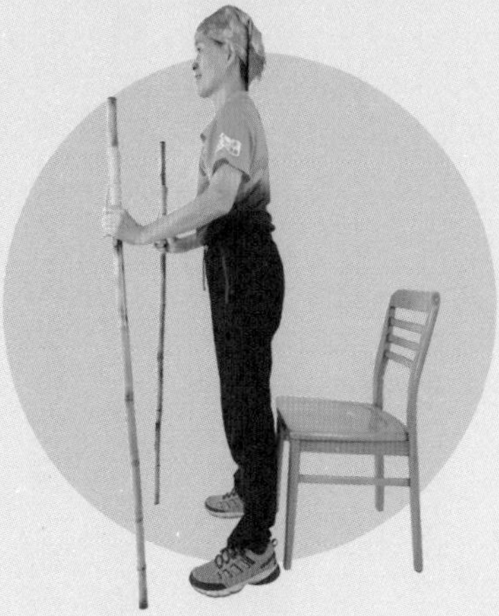

變化

①不用健走杖，輔助者站在執行者前方，請執行者雙手環吊在輔助者頸後，輔助者雙手拉提腰帶協助起身，並保護執行者，避免向前跌倒。
②握持健走杖，輔助者站在執行者側面，抓住執行者後方腰帶，幫忙上提。重心轉移不足時，常會向後倒。
③不用健走杖，雙手撐大腿、椅子扶手或桌面站起。
④輔助者坐執行者對面，用手或膝蓋固定執行者膝蓋外側。
⑤提醒執行者夾屁股，使用臀肌，翹屁股。

2-4 推臀彎腰，向後坐下

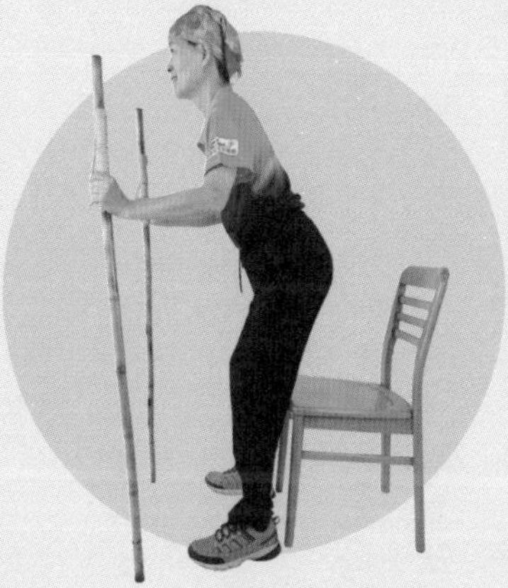

①坐下的動作以向前彎腰，推臀向後開始。
②以手杖協助支撐，膝關節順勢彎曲，穩定下降坐下。

變化

①重複練習立姿時推臀彎腰的起始動作。
②練習手杖協助支撐，下降至一半，就撐杖站起。
③練習以臀肌支撐，下降至一半，就收縮臀肌站起。
④不用健走杖，輔助者握住練習者雙手，引導彎腰坐下。
⑤不用健走杖，雙手撐大腿、椅子扶手或桌面坐下。

第三階段　四點著地

擴大底面積支持。腳踝與髖關節活動

走不穩、怕跌倒的長輩，除了輪椅，還有許多階段性輔具可以選擇。包括單手杖、雙手杖、腋下拐杖、前臂拐杖、四腳助行器、有輪子的助行車等，共同的特徵就是擴大底面積支持，增加平衡，減少跌倒的風險。只要長輩能夠被攙扶著站立，就有機會可以雙手扶著欄杆或椅背，依照四點著地的原則來進行站姿運動，盡量在日常活動中創造運動的機會。對於膝關節退化怕痛的練習者，踮腳尖、翹腳尖和彎腰動作，是很安全無痛的動作選擇。可以加強踝關節和髖關節的活動度，保護膝關節。

人體關節的特性一鬆一緊，分別提供靈活與穩定。相對於膝關節，踝關節與髖關節動範圍較大。相對於胸椎，腰椎和頸椎的活動度較大。相對於肘關節，腕關節和肩關節活動範圍較大。膝關節提供穩定度，踝關節和髖關節提供靈活度。如果踝關節的活動度不足或扁平足，便會迫使膝關節代償性動作，反覆造成膝關節損傷。髖關節的活動度不足，就會迫使腰椎代償性動作，引起下背痛。膝關節痛的人，不要

只考慮膝關節，可以試著請專家整體評估，包括踝關節和髖關節。

延伸說明

❶ 單側上肢中風失能患者，不得已只能用單手持杖。單手杖的底部是四腳，可單獨直立以提供穩定的支撐。雙手使用的四腳助行器是較為穩固的輔具，適用於剛開完下肢或腰椎骨科手術的病人，平衡協調能力較差的患者，像是小腦中風協調性較差或帕金森氏症候群的患者等。但過於笨重，不利於長時間使用。助行車有輪子，比四腳助行器輕便，有利於推行，還有許多安全功能，如手煞車止滑、上坡止逆和下坡緩速的設計。兼顧安全與移動需求。

❷ 翹腳尖是靠脛前肌收縮，走路跨越障礙物，腳抬高的同時也需要腳踝背屈。肌少症的早期指標就是脛前肌萎縮，腳踝背屈無力就形成垂足，容易絆倒。小中風或坐骨神經受壓迫的人也會垂足，甚至需要穿戴腳踝矯正器。別看踮腳尖和翹腳尖的動作很容易就忽略了，這是簡單又安全的動作，請勤加練習。

3-1 踮腳尖

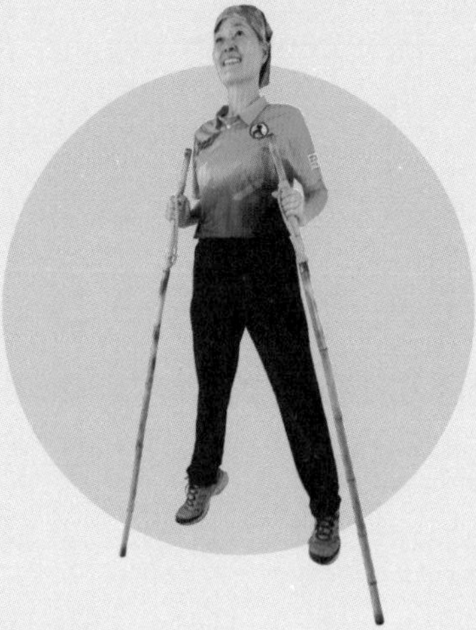

頂天立地。鍛鍊小腿後側肌群，臀肌。矯正身姿。

①雙手持健走杖伸向前方，撐地保持平衡。
②踮腳尖，夾臀、縮小腹，挺胸，身體向上長高。

變化

①一次提示一個重點矯正身姿，做十次。
②踮腳尖時，手杖下壓，身長高，做十次。
③夾緊臀部，骨盆前推，做十次。
④身長高時，縮小腹，做十次。
⑤挺胸、肩膀下壓，做十次。
⑥將健走杖著地點移近，踮腳尖同時挺胸夾背，做十次。

3-2 彎腰向前伸手向後推臀

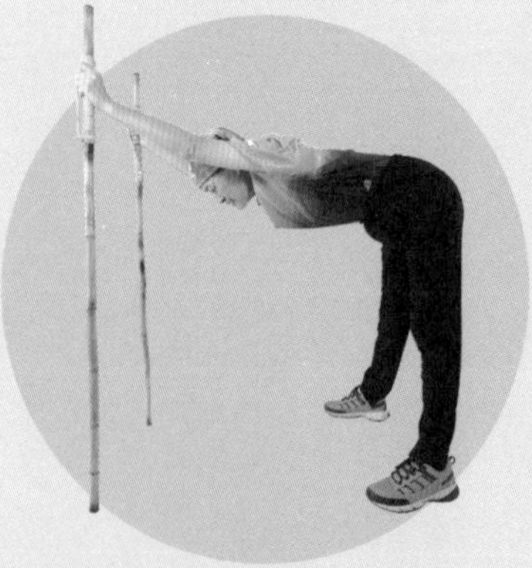

①將斜臀部向後推，慢慢移動腳步稍微後退，手伸直。
②髖關節曲屈九十度，頭下降在兩臂之間。
③維持十秒，再向前移動腳步，慢慢起身。

變化

①從頸部開始彎，然後胸椎、腰椎逐一放鬆。
②腰椎先向上延伸保持挺直，然後只屈曲髖關節，前彎時雙手輕輕扶杖，儘量練習運用自身腰背臀的核心肌肉控制。此變化建議可多練習。
③彎腰至最低時，臀部慢移向右側，伸展左側。換邊。
④過程中要收小腹，啟動核心肌群，不是練手臂。
⑤肩關節活動度受限的長輩，手伸向前可能有困難，可以伸向兩側。

3-3 翹腳尖

前後擺動，鍛鍊小腿前側肌群、腹肌。

①踮腳尖放下時，順勢臀部後推，翹起腳尖。交替。

②以腳跟站立時，注意重心變化。屈髖關節，縮小腹。

變化

①健走杖稍稍前移，有助於引導彎腰動作。

②回復時雙手張開，有助於引導挺胸動作。

③彎腰時手伸向前，收小腹穩定軀幹。

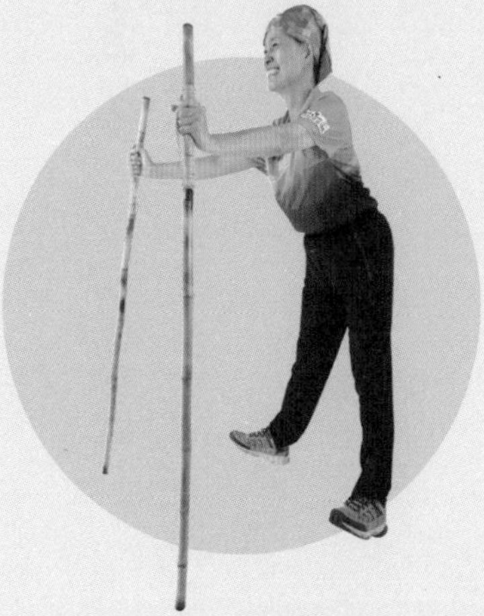

3-4 弓箭步擺手

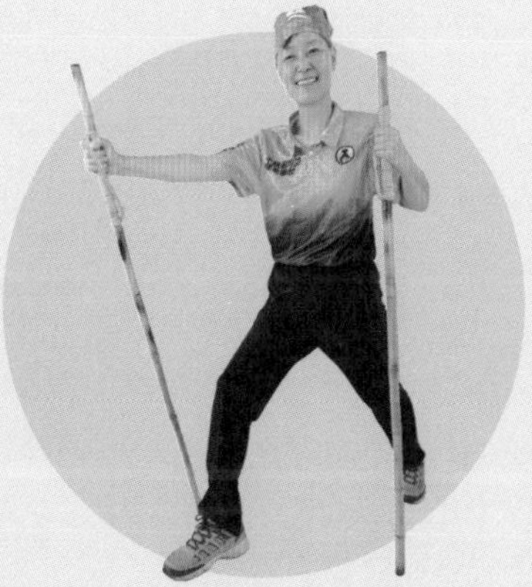

①跨步，前腿屈膝弓步，後腿直膝箭步，後腳跟抬起。

②雙手交替，前後擺手。模擬跑步韻律，但四點不離地。

變化

①兩手前後搖擺，身體盡量保持穩定不轉動。

②加大擺動幅度，後腳跟抬起，身體會上下震動。

③加快擺動頻率，以最快速度擺動，十秒倒數。

④回復輕鬆的擺動頻率，身體隨之左右轉動。

⑤擺動時重心漸漸移到前腳，再漸漸移回後腳。

第四階段 三點著地

多點自由，可以做很多

三點著地減少支撐的底面積，對於能夠扶杖站立的長者，並不困難，設計這個很容易的動作是為了增加練習者的信心，消弭對運動的抗拒。輔助者可以提醒練習者：「從四點到三點著地，已經是很重要的進步。多了一個可以自由移動的肢體，可以做很多事情。」鼓勵練習者在三點著地的安全狀態下，盡量發揮創意向各個方位擺動身體，隨音樂節奏起舞，喚醒本體感覺回饋及肌肉控制的經驗。

建立信心後，增加動作難度

在生活中單手能做推和拉的功能性動作很重要，包括開門、開抽屜、伸手拿高處的東西、揮手打招呼，可以用拉扯彈力帶或舉啞鈴來增加肌力訓練的強度。打氣球、套圈圈和寫字遊戲可以用來訓練手眼協調精細的動作控制。單手建立信心之後，再鼓勵舉起一隻腳，用另一單腳站立，一樣是三點著地，需要加上一些重心轉移的技巧，注意骨盆若是歪斜，要提醒縮小腹穩定核心。訓練站立腳的穩定度以及抬起腳的靈活度。

延伸說明

❶ 跌倒引起髖關節股骨頸骨折，開刀置換人工關節後，數天便可以下床活動。要特別注意避免某些容易造成脫臼的危險動作。例如：翹二郎腿，內側踢腿、坐太低的椅凳。

❷ 對於腰椎不適極度沒有安全感的新練習者，輔助者要取得練習者信賴的捷徑是在治療床上教他側躺下去和翻側面起身的方法，先幫他解決這個每天都要面對的問題。再來教他躺在床上，咳嗽、吹蠟燭、收小腹、提肛等啟動核心肌群保護脊椎的方法，先啟動核心再抬腳就會大幅減輕腰椎的不適。

❸ 髖關節骨折或腰椎受傷剛出院的練習者有心理障礙，害怕跌倒，或為了避免動作引發疼痛，經常運動不足。過於急躁督促運動，指定要做輔助者安排的特殊動作，有時會適得其反。運用同理心，再三詢問練習者，確認那些動作會引起不適，先接受練習者的恐懼，並保證運動的過程會協助練習者應用各種輔具，包括健走杖、四腳助行器、椅背、牆壁、扶手，拉褲腰帶，盡力避免引起疼痛的動作。我常鼓勵練習者自己嘗試，只有練習者知道自己會不會痛，當觀察到練習者想做而做不到某一動作，才提供一些降階的替代動作選項，陪練習者逐一試驗，找出能安心執行的動作。

4-1 單手高舉

①單手舉杖離地。回復著地，換另一手。

變化

①同側舉手，輪流向正上方舉以及對側斜上方舉。

②兩側輪流舉起，由低而高，或加快換手頻率。

③高舉單手同時，雙側踮腳尖。（注意：不要翹腳尖，危險。）

④維持高舉手的姿勢，兩側輪流踮腳尖。像走路。

⑤舉起手在空中畫圓，模擬美國西部牛仔騎馬套繩。

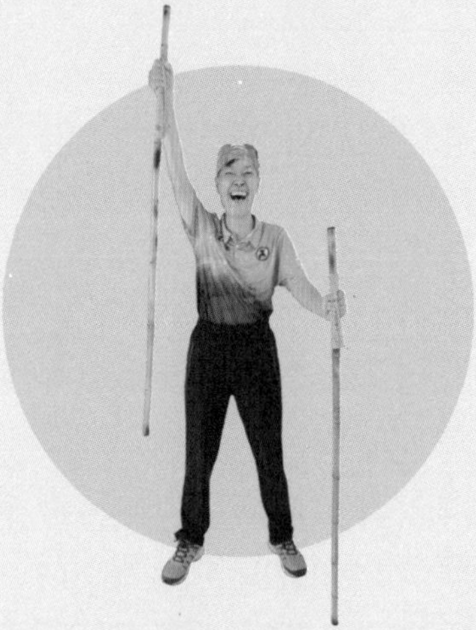

4-2 單手側舉轉身

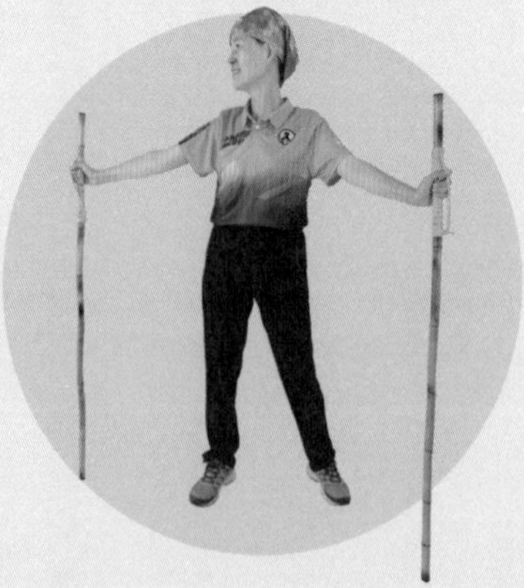

①單手舉杖離地。移向側面，同時帶動轉身的動作。

變化

①右手移向右側，回到中間，換左手移向左側，回到中間。

②右手移向右側，左手也跟著移向右側。身體右旋轉。

③手移至外側後，向上抬起放下。

④以杖為棒，用打棒球，打高爾夫球的方式，打氣球。

⑤以杖為筆，於地面寫名字，或凌空寫數字。

4-3 高抬膝，單腳站

訓練重點在於站立腳的穩定度。

①左右輪流高抬膝，以單腳站立。練習重心轉移。

變化

①維持高抬膝的姿勢，站立腳膝蓋微彎，十秒。

②同上，站立腳膝蓋微彎，再打直，十次。

③同上，抬高腳上下／左右微幅晃動，干擾站立腳。

④單腳站，慢慢轉動身體。

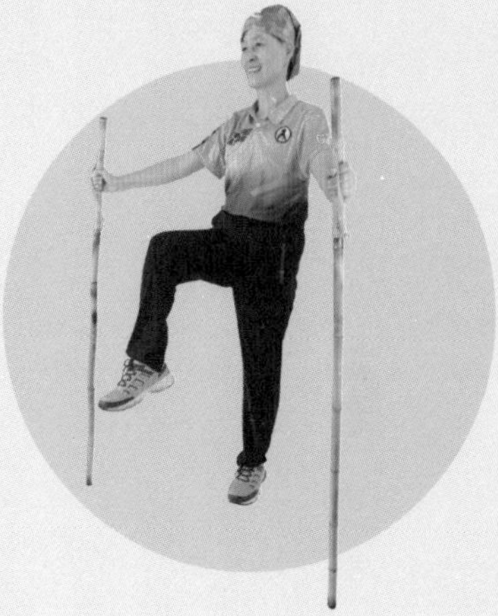

4-4 側抬腿，單腳站

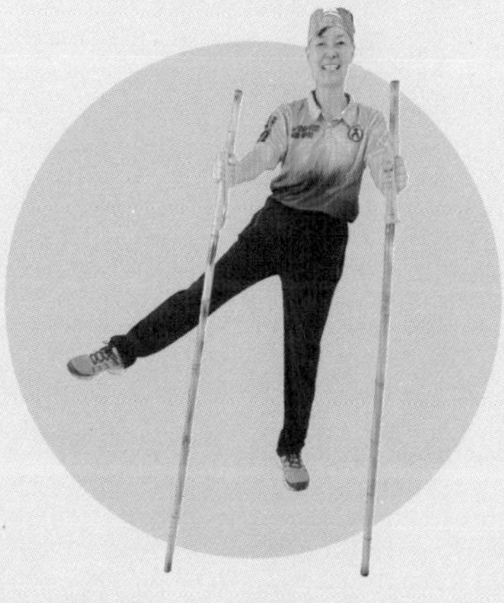

訓練的重點在於離地腳的髖關節靈活度。

①側抬腿時，軀幹盡量保持穩定正直不要歪斜。

變化

①向後抬腿伸展髖關節，收小腹避免腰椎過度伸展。

②向後屈曲膝關節，勾小腿。

③高抬膝再外展落地。或由外而內。

④髖關節術後不宜內側踢腿。

第五階段 重心轉移

挑戰保持平衡的能力

這個階段的訓練對於單純肌少症的銀髮族並不困難，甚至簡單到有點無聊，需要輔助者靈活的創意，可以配合練習者喜愛的音樂，選擇適合練習者能力的節奏速度，輕鬆的小步跳舞，訓練肌力及敏捷度。也可以配合認知遊戲訓練反應力。

放慢練習節奏，每個變化都是里程碑

這個階段對中風、帕金森氏症或關節剛開完刀的患者是非常辛苦的挑戰，在重心轉移的過程中，隨時有可能突然疼痛或力量控制不住，腳軟而跌倒，為安全起見，必要時可以用四腳助行器輔助，或扶著穩固的欄杆把手練習，剛開始輔助者身體貼著練習者，站在患者無力側，腳掌固定患者腳掌、膝蓋支撐患者膝蓋，一手抓患者褲頭，一手支撐上肢，帶領他重心前移到站起。完全站起後，照顧者的膝蓋要持續支撐患側膝蓋，以免患者突然無力而跌倒。要選擇體力尚佳的時候練習。放慢練習節奏，每一個代表動作的變化招式，當作是里程碑，要給予鼓勵。

延伸說明

❶ 帕金森氏症候群表現包含遲緩、僵硬、顫抖、不平衡四個主要症狀。這組動作可學習放鬆的技巧。不管那種放鬆的方式，如瑜珈、生理回饋、打坐、傾聽呼吸或減少肌肉的壓力對帕金森氏症練習者都是有益，可以減輕抑鬱與焦慮。

❷ 腳上綁沙袋增加重量，可以增加感覺回饋的強度，有助於動作控制。運動可以改善僵硬造成的酸痛等不舒服的症狀，同時可以藉訓練及輔助方式增進練習者日常生活及行動能力。增加步伐長度及雙手的擺幅，穩定步態及改進練習者的自我認知，促進身體各部的協調。

❸ 加強脊椎伸展性和背部肌肉的運動、增加骨盆活動性及增強下腹和背部肌肉的運動都可以幫助練習者保持直立的姿勢。

❹ 幫助練習者把翻身的動作分為幾個小步驟，提醒練習者專注這些步驟的細節，完成翻身的動作。在做這些動作時，能預先在心中默想動作的程序是有幫助的。絲綢料的床單或睡衣可以幫助在床上的翻轉滑動，減少練習者的挫折感，在床邊設置扶捍也會有幫助。將複雜的行走的動作簡化為幾個小動作，重心轉移至單腳，腳抬高，向前跨出，踩下。一次專心做一個動作，慢動作。

❺ 依照練習者的需要推薦適合的輔助器材來增加行動的安全。通常，四腳拐杖不會推薦給練習者。這種拐杖較為笨重會妨礙到行動，並且需要注意力，對未受過訓練的練習者，這會強迫他們分心，減少穩定性。使用兩根健走杖比一般的手杖更適合需要支撐身體一邊比較無力的練習者。助行車有轉輪、煞車和座椅等，能幫助控制和改進轉身的穩定性。

5-1 前中後腳點地

練習朝各方位觸地的控制應變能力。

①以單腳穩定站立，用另一隻腳朝前點地，回併。依序朝外側及後側點地，回併。

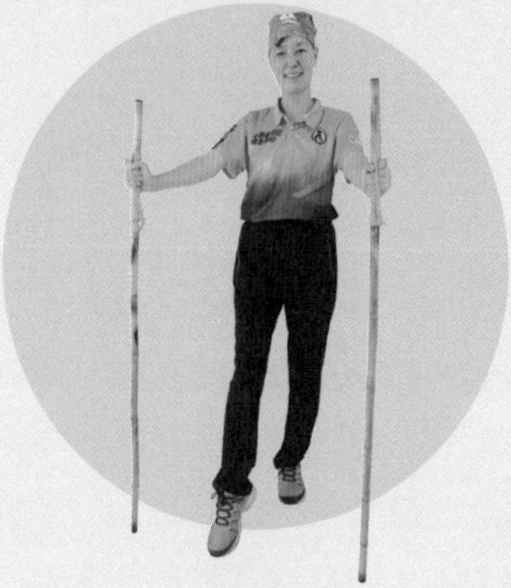

變化

①單腳連續向前、側、後方點地。

②聽輔助者口令，再反應動作，前面 / 側面 / 後面。

③輔助者出數學題，簡單加法計算後，用腳寫出答案。

④直膝畫方、圓、三角形。

⑤踢足球。三角傳球。

5-2 前後踏併步

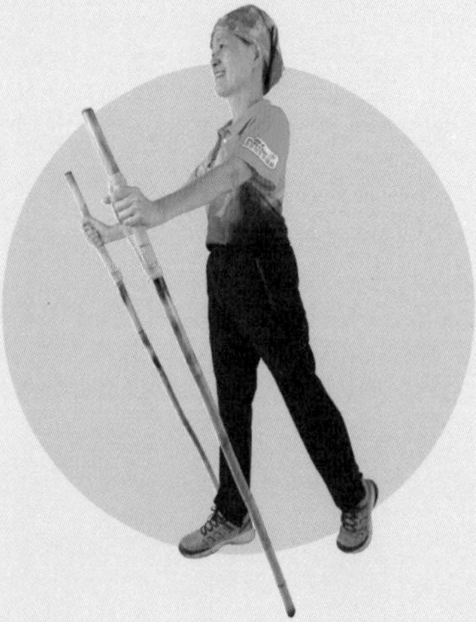

練習兩腳之間的前後重心轉移。

①向前走一步，後腳併攏。再向後退一步，前腳併攏。

變化

①足不離地，前踏一步之後，重心轉移在前後兩腳之間。

②重心轉移時，前後腳輪流離開地面。

③向前踏併二步，後退二步。

5-3 左右踏併步

練習兩腳之間的左右重心轉移。

①左腳向左側走一步，右腳併攏。再回到右側。

變化

①腳不離地，兩腳肩同寬，重心轉移在左右腳之間。

②轉移重心時，左右腳輪流離開地面。

③同變化②，腳離地的時候，勾小腿或高抬膝。

④向左踏併兩小步，向右兩小步。

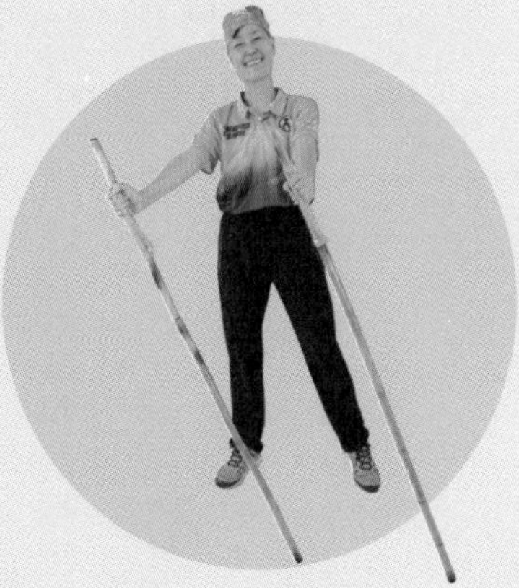

5-4 原地旋轉

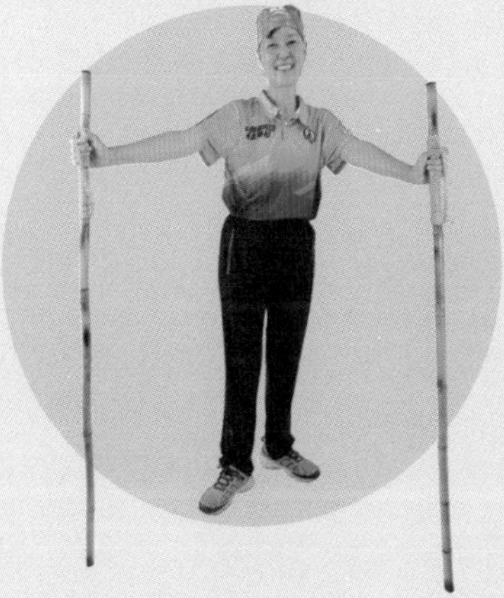

①手側舉的連續動作，以軀幹為軸心原地旋轉。健走杖在外圍交替支撐。

變化

①小碎步向右旋轉，手交替支撐小幅移動。

②大幅度向右旋轉九十度，手交替支撐大幅移動。

③雙手持杖靠近身體，減少支持底面積，旋轉。

④雙腳綁二公斤沙袋，增加感覺回饋，有助動作控制。

第六階段　深蹲分解動作

深蹲是最有效率的肌力訓練

站起坐下是日常生活中非常重要的功能性動作，最有效率的肌力訓練就是深蹲，可以訓練到下肢和背部。很多練習者抱怨膝蓋痛，蹲不下去。分析他們蹲下去的動作，常發現是膝關節先彎曲，像要跪下去，這樣的錯誤動作會造成膝蓋骨和股骨間關節面較大的壓力，反覆磨損，難怪會造成疼痛。

經過學習深蹲的分解動作，矯正錯誤的動作方式之後，蹲下去疼痛的困擾立刻改善。這個階段訓練的重點在於臀部的肌群。

臀肌無力會導致膝關節傷害

深蹲第一個練功心法就是碰牆蹲，引導練習者先啟動臀部，屈曲髖關節向後碰牆，同時向前彎腰保持重心位置。萬一練習者重心不穩向後倒，碰到牆壁也不會跌坐在地。臀大肌虛弱無力時，坐下的動作下降到一半便會突然控制不住身體的重力，跌落椅子。蹲下時臀肌無力便以股四頭肌代償，造成膝關節先啟動的錯誤姿勢。

臀中肌負責大腿外旋，具有穩定膝關節的功能，當臀中肌虛弱無力，站起來時大腿外旋的力量不足，膝蓋會向內凹陷，增加膝關節的磨損。用彈力帶綁腿膝外張，訓練臀中肌大腿外旋的力量。從椅子上站起時，先引導膝穩定略為外張，再收縮臀肌站起。夾屁股將骨盆前推，訓練臀肌。

不倒翁學校與精神健康

透過中國附醫竹北分院精神科主任王明鈺醫師的介紹，精神健康基金會邀請我在竹北和台北精健學苑舉辦不倒翁學校，我認識了胡海國教授所推動的精神健壯之道，簡稱精健道。胡海國教授提出精健道五階十二道包括：

① 覺知自我的壓力與情緒，不亂

② 築腦，把握當下，不惑

③ 築心，心腦操練，認為腦有可塑性，經常正向思考

④ 築我，二元思考，注重成功的經驗，豐富自我

⑤ 共築你我，關懷親友、參加社區活動、三五成群的歸屬感

聽過胡教授的演講，我認為不倒翁學校推動銀髮健身旅遊及森林療癒，與精健道十分契合，可說是精健道的具體實踐。不倒翁學校如何幫助虛弱長者願意開始動起來？

先簡短複習本書的第一章探討健身運動行為的改變，運用運動心理學的跨理論模式(Transtheoretical Model)，分做五個階段。思考前期、思考期、決定期、行動期及維持期。

教練透過會談與觀察，評估練習者的心理狀態處於何種階段，不同的階段各有常見的問題，教練可嘗試提供解決的方法，協助學員進階，從沒有運動習慣、害怕運動，逐漸改變，養成運動習慣。

延伸說明

❶對於訓練目標肌群，每個動作都有三個時期：縮短（向心收縮）、靜止（等長收縮）、及延長（離心收縮）。向心期施力二秒、離心期施力四秒。需要耐力的核心肌群以靜態的等長收縮為主，如棒式、橋式。

❷向心收縮：肌肉施力時，肌肉長度縮短，稱為向心收縮。站起時臀大肌收縮變短是向心收縮。髖關節伸展，便會直立起來。

❸離心收縮：肌肉施力時，肌肉長度變長，稱為離心收縮。蹲下時臀大肌變長是離心收縮。髖關節屈曲，臀大肌雖然伸長，但仍需要足夠的力量控制身體重量，才能穩定的下降，順利完成蹲下或坐下的動作。

❹等長收縮：肌肉施力時，肌肉長度不變，稱為等長收縮。維持蹲下姿勢，臀大肌雖然沒有長度的變化，但臀大肌仍持續施力，才能撐住身體的重量。

❺一般人對於肌力訓練的印象是向心收縮的情況。但離心收縮的訓練效果更好，等長收縮的訓練更安全。四秒鐘慢慢蹲下，臀肌離心收縮，訓練的效果更好。以正確的姿勢蹲到適當的位置時，維持姿勢不動五至十秒。

6-1 屁股碰牆蹲

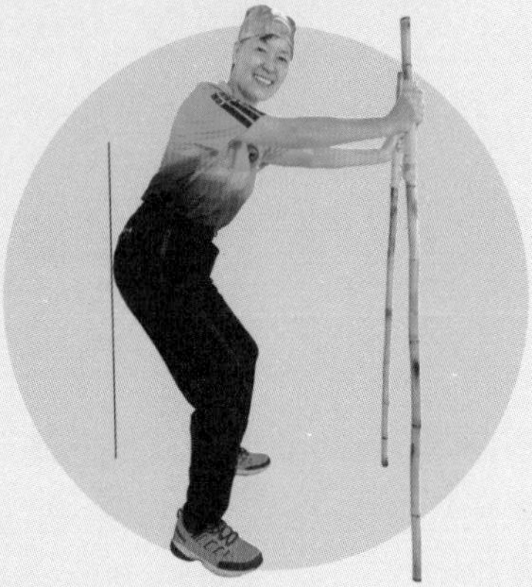

練習先緩緩屈曲髖關節，啟動臀肌。

①背對牆壁，雙腳離牆壁約一步，輔助者指示練習者用屁股去碰牆壁。

②雙手向前伸，保持重心。

變化

①再站離牆壁兩步。屁股碰牆壁時，腰要彎更前。

②站離牆壁更遠。屁股碰不到牆壁，輔助者給停止提示。

③完全獨立，只扶杖蹲下。輔助者提示先動屁股。

④蹲下時，小腿保持垂直地面

⑤蹲下時上身腰背臀部用力，雙手盡量輕。

6-2 屁股碰椅蹲

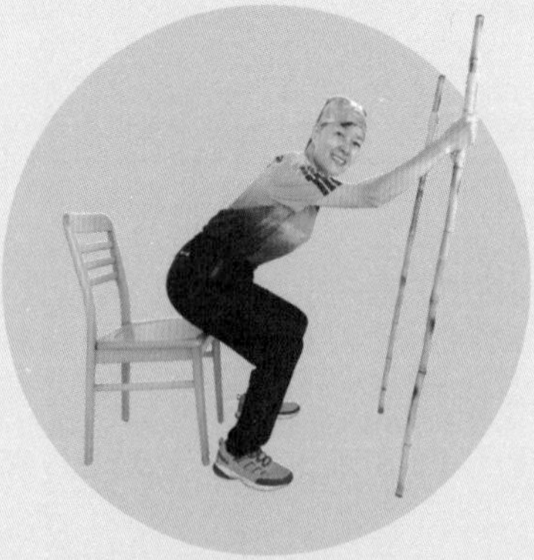

先屈曲髖關節，啟動臀肌。

①椅子靠牆固定，先扶練習者站好，背對椅子，輔助者指示練習者緩緩蹲下，用屁股去碰椅子，不要完全坐下，身體前彎維持重心平衡。

變化

①蹲下時會後仰跌坐的練習者，輔助者拉住雙手引導重心。

②虛弱長者蹲下到底時，可能無力站起，輔助者可以從後方拉練習者的褲帶上提，協助完成練習。

③調整健走杖著地位置，手肘彎曲接近身體較容易施力。

④調整雙腳之間的距離，兩腳掌接近平行。

6-3 綁彈力帶膝外張

①綁彈力帶在膝關節處，教練指示將膝蓋外張對抗彈力，引導臀中肌收縮產生外旋的力量，穩定膝關節。

變化

①坐姿綁彈力帶在膝關節處，再將膝向外側張開。練習坐姿時啟動臀中肌。

②坐姿用雙手壓膝外側，膝向外側張開到最大。

③練習者自己雙手壓大腿外側上方，幫助支撐由坐姿站起。

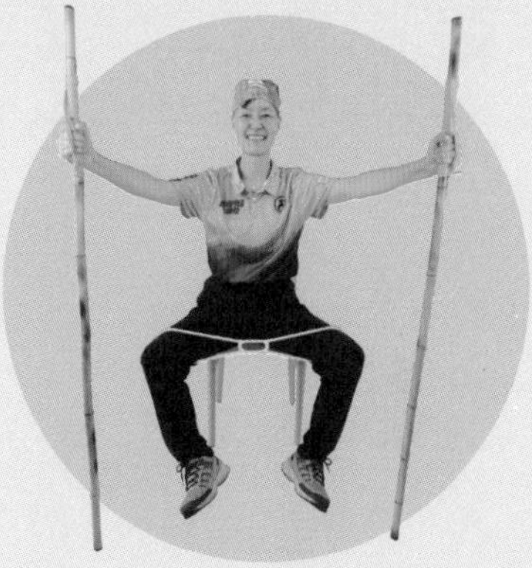

6-4 夾屁股站，骨盆前推

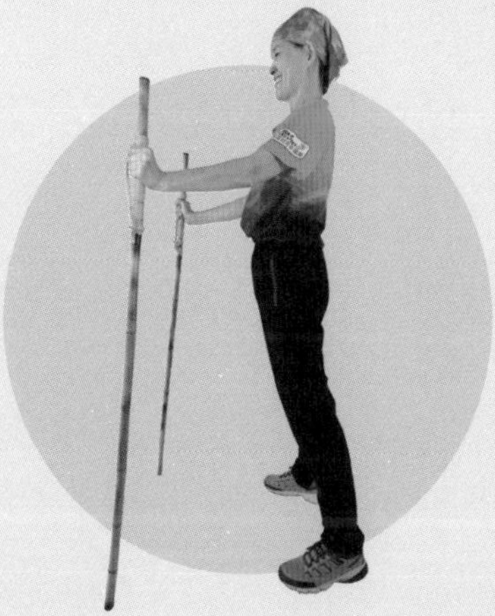

①從微蹲的姿勢開始，用力快速夾屁股，將骨盆前推，感覺臀大肌收縮。

變化

①從更低一點的蹲姿開始，慢速夾屁股站起。感覺臀大肌的收縮。

②同①，但雙手持啞鈴，增加阻力。感覺臀大肌的收縮。

③同①，站起時加上踮腳尖。感覺小腿後側與臀部的所有肌群都串成一條線。

④同③，站起時加上挺胸。感覺小腿後側、臀部與背部的所有肌群都串成一條力學上連續的線，稱為動力鏈。

第七階段　步伐加大

超越平常關節活動，可以鍛鍊更多肌群

銀髮族肌力衰退加上平衡不穩，擔心跌倒，走路的步伐變小。這個階段的訓練目標是加大步伐。在健走杖的穩定度加持下，應用重心轉移的平衡技巧，啟動臀肌保持穩定，鼓勵練習者分腿站立，逐漸拉開兩腿間距離，超越平常關節活動的範圍，並且在較大的關節角度下動作，可以鍛鍊到更多部位的肌群。

久坐不動的生活型態，會使得骨盆周圍的肌肉產生不良的變化，髖關節屈曲久了，長期姿勢不良會造成屈髖相關的肌群縮短，限制髖關節的活動範圍。執行弓箭步蹲動作時，常見練習者身體前彎，便可能是後腳的屈髖肌群過緊。

刺激關節液分泌，減少關節面摩擦疼痛

肌群縮短太緊會限制關節活動範圍，需要伸展，伸展的原則是以痛為度，伸展肌肉拉太緊會痛，不要到痛的程度，伸展到有點緊的程度就好，靜態伸展應當在運動

結束時進行，動作的終點停留十五至三十秒的時間，配合腹式深呼吸，每次伸展到極限時，身體會有保護性的反射收縮，停留六秒鐘以上，反射性收縮才會慢慢解除，最終要感到放鬆才好。動態的伸展適合當作暖身，以輕鬆律動的方式活動關節，刺激關節液分泌，提供潤滑，減少關節面摩擦疼痛。

未被滿足的醫療需求

早晨或下午願意到公園跟大家一起做團體健康操的銀髮族，通常比較健康。高齡者在運動次數及規律運動上的比例是較高的，但相對地，所從事的運動類型是較低強度的，且運動類型多屬健行、甩手等較不需技術指導的身體活動，對高齡者的健康促進上可能較無法達成增加身體適能的健康目的。

肌肉鍛鍊不足以抵抗年齡增長的退化速度，台灣六十五歲以上社區居民肌少症比例，男性九．三%，女性四．一%，非常普遍。一旦生病或跌倒意外，心態上退縮害怕再次跌倒，沒有適當的復健運動方法協助，肌少症的長輩便很難再回到公園站著運動。

衰弱的患者，肌力衰退，走路不穩，似乎還沒嚴重到需要去醫院復健，但又不放心到一般的健身房鍛鍊。在專業分科這麼細的架構下，各科專注在自己的領域，對於不是自己專長的領域，就很難顧及到了。不倒翁學校推廣健走運動後，越來越多人認同並協助推廣。這就是所謂「未被滿足的醫療需求」。洪榮宏副院長聽完銀髮族健身旅遊的演講之後，有感而發的說，我們老年醫學團隊有這麼多專業人員，但似乎還需要一位導遊和教練，帶動老年病患願意開心安心的動起來。

長輩因為疾病在身，體能狀況虛弱，雖不至於嚴重到必須去醫院復健，對於一般健身房的教練較不放心，自己又沒有動機或不知道如何開始。如果從醫院帶頭，結合社區多元管道同時推展健康促進活動，應該可以事半功倍。

三峽恩主公醫院護理部辦理花甲11路建構式延緩失能友善照顧模式，護理部詹碧端主任邀請我舉辦不倒翁學校，依計畫規定編列經費支應講師費與車馬費，並訂購四十副健走杖ＤＩＹ材料包。對內培訓院內護理師、照顧服務員、行政人員及志工，免費參加三小時健走杖研習課程，成為健走運動的種子。研習課程結束後，由參加過研習課程的種子學員輪流主持，對院內同仁推廣，以十三階段不倒翁健走運動為基礎，應用教學影片輔助，每週一個階段，擴大帶領院內護理師、照顧服務員、行政人員及志工，練習健走運動。

延伸說明

❶ 下交叉症候群（LCS，Lower-Crossed Syndrome）是由於久坐及缺乏運動，腰部、腿部、臀部及腹部等部位的肌肉系統失衡，引起骨盆及下肢偏離正常的身體姿態。最常見的就是骨盆後上方的豎脊肌和前下方的髂腰肌過於緊繃；骨盆前上方的腹肌和後下方的臀肌無力。強弱肌形成了一種典型的交叉，稱為交叉症候群。形成特定的體位變化，如：骨盆過於前傾、腰脊柱曲線發生變化、膝關節過伸等，這些症狀尤其是在側面觀察的時候會非常明顯。鬆弛無力的臀肌及腹肌要加強鍛鍊肌力；過於緊繃的下背部豎脊肌和髂腰肌要伸展放鬆。

❷ 前後左右加大步伐是動態伸展。以重心轉移的基礎，加上輕鬆的律動，讓練習者在安心的狀況下，逐漸加大一點點步伐就好。尤其對於帕金森氏症的練習者，啟動困難，無法順利的快速變換動作，操之過急，反而引起緊張，步伐邁不開更僵硬。可以考慮把同時進行的複雜動作，分解成簡單的步驟，以慢動作進行。

❸ 弓箭步蹲與側蹲是肌力訓練也是靜態伸展。訓練屈膝蹲側的大腿股四頭肌等長收縮。靜態伸展直膝側的屈髖肌（髂腰肌、腰大肌）及內收肌群。注意下蹲時的膝關節角度，不要小於九十度。保持上身體挺直的姿勢，是靠骨盆轉正不前傾，而不是靠腰椎過度的伸展。

7-1 前後步伐加大

①雙腳前後分腿站立，重心轉移至後腳時，前腳抬起前移一點，重心轉移至前腳時，後腳抬起後移一點，逐漸加大兩腿間距離。再逐漸合攏。

變化

①後腳固定不動，重心轉移時，只移動前腳。
②前腳固定不動，重心轉移時，只移動後腳。
③每次重心轉移時，腳步移動大一點。
④分開到最大角度時，緩緩轉動骨盆。

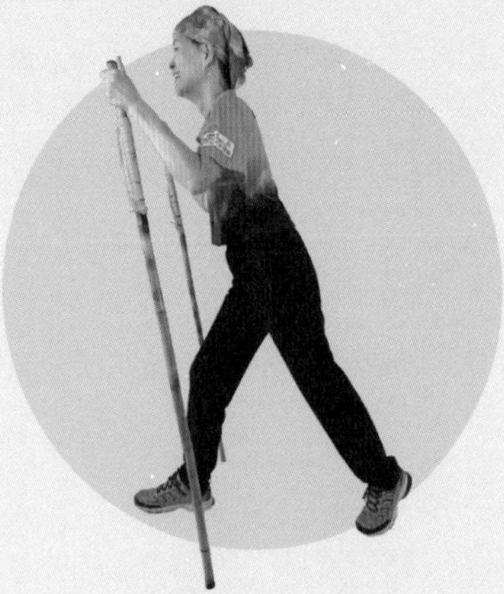

7-2 左右步伐加大

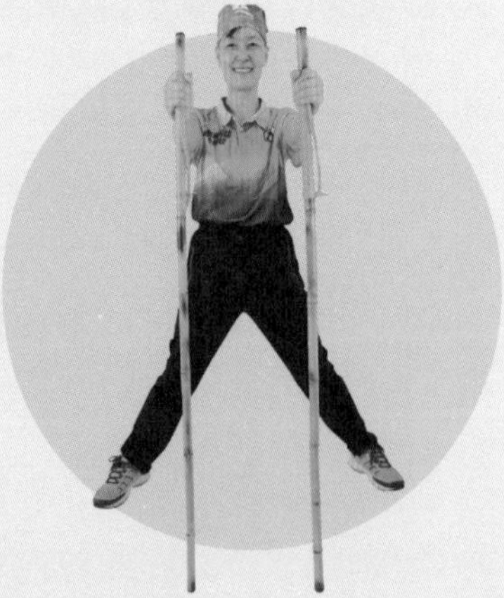

①雙腳左右分腿站立，重心轉移至右腳時，左腳抬起左移一點，重心轉移至左腳時，右腳抬起右移一點，逐漸加大兩腿間距離。再逐漸合攏。

變化

①右腳固定不動，重心轉移時，只移動左腳。
②左腳固定不動，重心轉移時，只移動右腳。
③每次重心轉移時，腳步移動大一點。
④分開到最大角度時，緩緩轉動骨盆。

7-3 弓箭步蹲

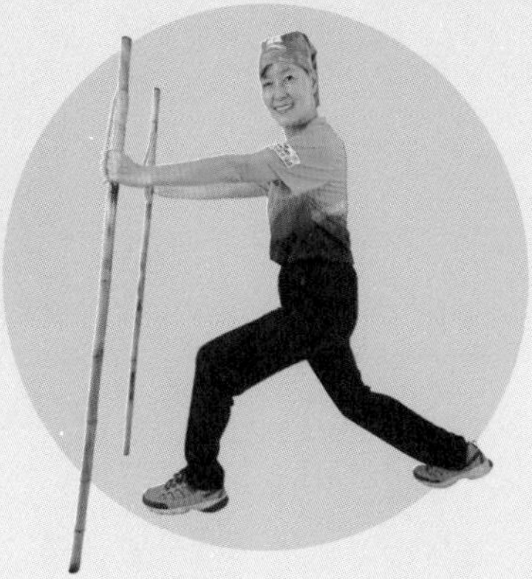

①從前後分腿站立姿勢開始，雙手持杖於兩側支撐，重心在後腳，先後腳膝關節彎曲。前腳膝蓋隨之彎曲，不超過腳尖，再伸直。

變化

①前膝彎曲時，提醒收縮臀肌，保持髖、膝及踝關節在同一垂直平面上。教練可將手放在適當位置，指示練習者以膝碰教練的手，引導練習者蹲至正確位置。

②後腳腳掌與前腳平行，再彎膝蹲。

③蹲下時，軀幹保持直立，骨盆前推。感覺後腿鼠蹊部伸展。

7-4 側弓箭步側蹲

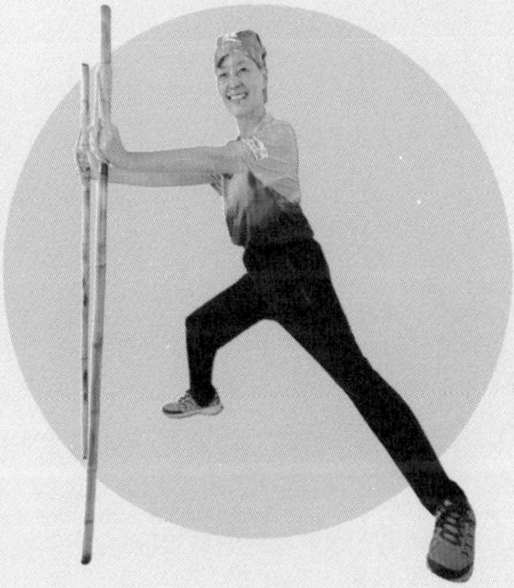

①從左右分腿站立姿勢開始，雙手持杖於前側支撐，右膝打直，練習左膝彎曲，不超過腳尖，再伸直。

變化

①將健走杖移到膝關節彎曲側的前方，增加支持。

②側弓箭步側蹲完，轉身九十度，做弓箭步蹲。

③側弓箭步蹲加抬起腳跟，踮腳尖。

④一邊十次，換邊。或一邊一次。

⑤側蹲時推臀向後，屈髖彎腰。感受伸直側的大腿內側肌群拉伸。

第八階段 腰背伸展

強化肌力之前要先矯正姿勢

強化肌力之前要先矯正姿勢，以鐵塔比喻脊椎，「多裂肌」是脊椎旁深層小肌肉的總稱，跨越兩節或數節脊椎，從頸椎後方一直延伸至腰椎，像鐵塔結構中的小螺絲，是支撐脊椎的核心力量。表層的大肌群則是鐵塔周圍的鋼索。若螺絲鬆了，鐵塔會歪了，周圍的鋼索已經處於不平衡的狀態，盲目拉緊鋼索很可能會讓鐵塔更歪，以不正確的姿勢強練肌力，很容易會造成運動傷害。

利用健走杖做腰背伸展有助於矯正姿勢。預備姿勢，將健走杖水平放在腰背後，雙手手掌掌心朝前持握，很自然的就會伸展前胸，挺直背部使肩胛骨下壓內收，改善常見的圓肩問題。想像被人抓頭髮，把身體往上提起來，讓身體力量往中間集中，從身體中軸往上延伸，多裂肌的收縮會使得原本彎曲的脊椎伸直，向上長高好幾公分。正確的站姿從側面看，耳垂、肩膀、骨盆、膝蓋、踝關節會接近同一直線上；從背面看，後腦勺、胸椎背部、臀部會在同一鉛垂線上。可以用健走杖當作直尺測量，作為標準姿勢的參考。

延伸說明

❶ 核心肌群泛指軀幹從肩膀、胸部、腹部到臀部的肌肉。以汽車輪胎來比喻，脊椎是較硬的外胎，核心肌群就相當於內胎。核心肌群充分啟動時，就相當於增強內胎的壓力，可以支持外胎。若核心肌群軟弱，脊椎骨得不到穩固的支持，經常受傷，下背痛就會反覆發作。

❷ 練太極拳所謂氣沉丹田，我從運動理論的解釋就是啟動核心肌群。深吸一口氣讓橫膈膜下壓，增加腹腔壓力，將環繞腹腔周圍的核心肌群延伸之後，以吹蠟燭的方式吐氣，逐漸收緊環繞腹部周圍的肌群，增加腹腔的壓力，等於是增加內胎的壓力，可以支撐脊椎，避免傷害。

❸ 含胸拔背，練武者發功用力之前，都會蹲馬步，啟動臀肌，將兩手夾緊身體兩側，啟動腹背的肌群，將胸廓、脊椎與骨盆穩定結合，前胸的下緣要以腹肌含住，不要因為挺背而浮動，後背的多裂肌收縮會使脊椎伸直拔高。沉肩墜肘，肩胛下壓內收，不要聳肩，再緩緩向前推掌，把肩胛骨穩穩地固定在胸廓上。

❹ 胸椎和肋骨形成胸廓，活動的範圍比頸椎和腰椎都小，脊椎側彎、腰椎前凸。會造成腰痠背痛、肩頸酸痛、頭痛，甚至心肺呼吸功能也會受限。

❺ 常發現為了抬頭挺胸卻沒有收攏腹部核心肌群，有時會造成腰椎的代償動作，腰椎過度伸展，腰椎前凸，臀部翹起，力學結構的錯誤，容易造成腰椎滑脫，下背痛。

8-1 腰部水平旋轉

①健走杖水平橫臥腰背後，雙手手掌朝前持握。向左慢慢水平旋轉到極限，再向右。

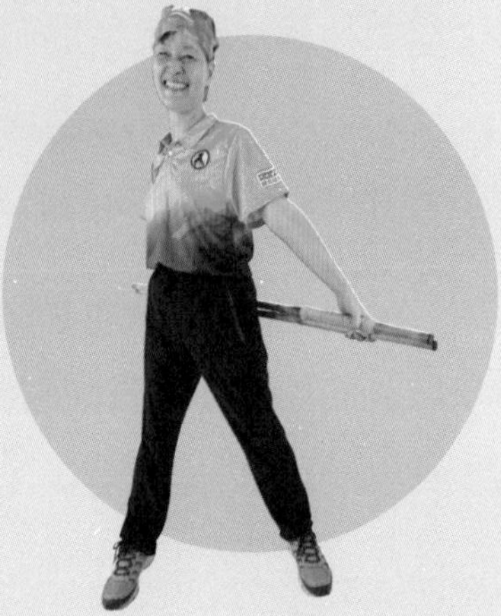

變化

①右手向前推，左手向後拉，骨盆朝前不動，向左旋轉時只動上半身。

②雙膝打直，骨盆跟隨旋轉。

③以左腳為軸，雙膝彎曲，右腳尖點地，向左旋轉。

④同③頸部也向左旋轉。

⑤手杖及雙足不動，只旋轉骨盆。相對骨盆旋轉。

8-2 側彎

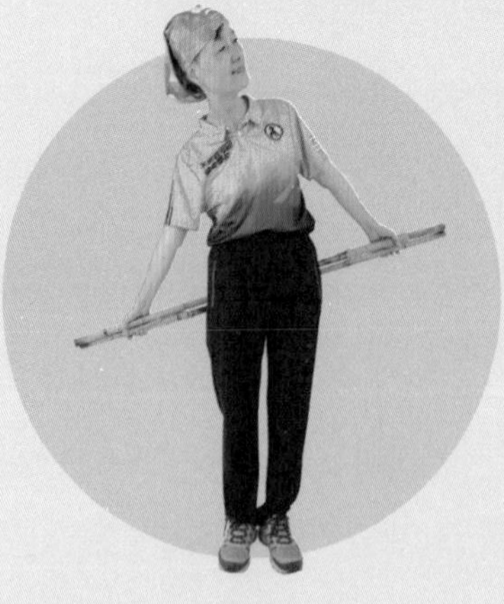

①健走杖水平橫臥腰背後，雙手手掌朝前持握。慢慢向左側面彎腰至極限，再向右。

變化

①側彎時，雙腳不離地。

②右側彎時，左腳踮腳尖。

③同②右側彎時，頸部也右側彎。

④同③右側彎時，右手持杖上提。

⑤右手持杖向右方水平伸長，左手隨至背後，臀部推向左側。相對側彎腰。

8-3 挺胸

將健走杖橫架於肘窩，置於胸背後，挺胸手掌朝上舉起，踮腳尖，內縮下巴，深吸氣。

變化

①一次一次挺胸，將健走杖從低水平漸移至高水平處。
②將健走杖水平旋轉三十度置於右後側方胸背，以杖為軸旋轉，伸展左側前方胸廓。感覺肋骨之間空間伸展。
③雙手水平外展，感覺肩胛骨向內靠近夾緊。
④雙肩下壓／聳肩，順便按摩背後肌肉。

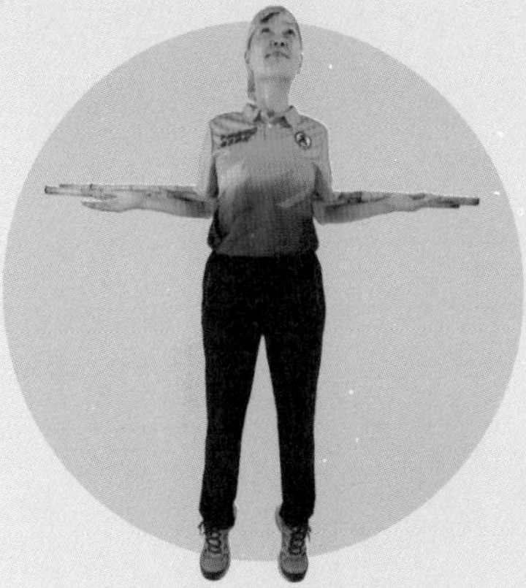

8-4 8字型旋轉

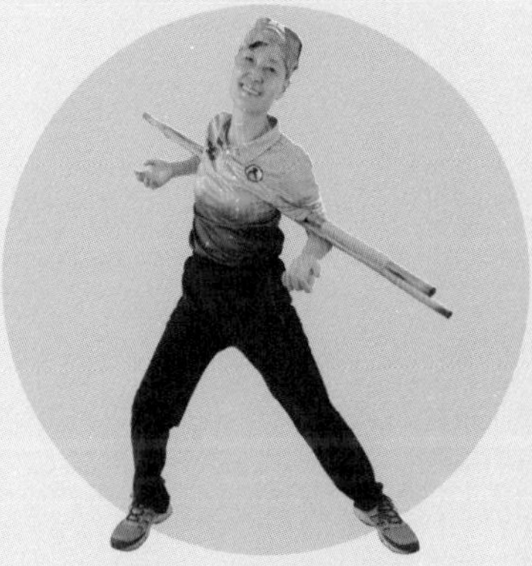

健走杖在背後橫架於手肘，以杖兩端畫圓。

變化

①以右側杖尖在空中畫一大圓。可動全身關節。
②骨盆及腿部不動，僅動肩胛骨及肩關節畫圓。
③同②，一側聳肩，另一側壓肩。
④同②，水平旋轉。
⑤按摩脊椎兩旁肌肉。

第九階段　肩臂伸展

伸展胸肌，加大肩胛骨活動度

健走杖用於肩關節的伸展有很多獨特之處。即使單側手較無力，也可以將患側手套在手環上，雙手握住手杖的兩端，形成封閉的動力鏈連結，用健側的手幫忙帶動患側活動，剛開始作輕鬆的左右擺手，動態伸展，試著引導練習者感受正握或反握的差別。當手臂外展時會連動肩胛骨的活動，肩關節外展二度，肩胛骨也會外轉一度。

前胸的肌群過於緊張時，會使肩胛骨前傾，活動受限。抬頭望月是利用手杖的剛性支撐，伸展胸肌，加大肩胛骨的活動度。背劍式對肱骨的下手內轉和上手外轉特別方便操作，還可以順便按壓到上背部的上斜方肌，做筋膜的按摩放鬆，利用健走杖來自我按壓背部是很受喜愛的動作，也可以按壓腰部兩側腎俞穴。臀部薦椎兩側秩邊穴和尾椎的長強穴。

延伸說明

❶ 交叉症候群：久坐不動，低頭滑手機，看電腦看書，工作姿勢不良，會出現頭部前傾（烏龜頸）、肩胛骨前傾（圓肩），胸椎後曲增加（駝背）。引起肩頸痠痛，膏肓痛、落枕等急性疼痛。造成疼痛的症狀主要是因為前胸及後頸的肌群緊繃；相對地，上背部及頸前肌群較軟弱無力，故稱上交叉症候群。

❷ 經常健身鍛鍊的人，過度鍛鍊胸部肌肉，身體前後肌肉不平衡，也會引起上交叉症候群，所以運動訓練要講究前後左右的平衡，過緊的部分要伸展放鬆。

❸ 肌筋膜放鬆術：筋膜是由密集的膠原纖維組成，連結且分隔身體其他構造的纖維組織，遍布全身包覆肌肉、骨頭、神經、血管、內臟器官。我常形容肌筋膜像是床單一樣，施力不平均或受傷發炎，筋膜會變厚、變僵硬和沾黏特性，沒有適時舒緩，就會更加緊繃，產生慢性痠痛。就像床單產生皺摺，睡起來不舒服。中醫經絡也有阿是穴的說法，壓到身上某一個點，病患就會大叫啊！是那裡。重現困擾病患的放射狀疼痛區域。利用滾筒或按摩手法深層按壓，可以調整肌筋膜的物理特性，緩解壓痛點，就像把床單鋪平，睡起來舒服。

❹ 肩夾擠症候群：手臂抬起時，特別是聳肩的動作，肱骨向上浮動和肩胛骨的肩峰之間的空間變窄，其間的軟組織被反覆夾擠，就會受傷發炎疼痛。建議手上舉時以手掌向上的反握姿勢，可以將肱骨頭外轉下壓，避開肩峰的夾擠，沉肩墜肘，避免聳肩的動作。

9-1 左右擺手

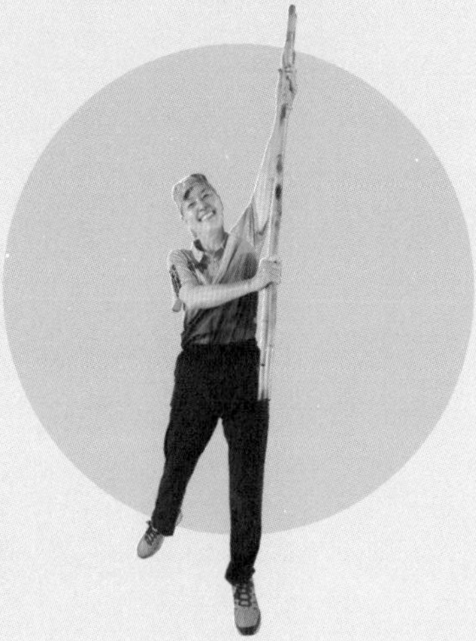

雙手握持杖身橫於前面，左右擺動。活動肩關節。

變化

①向右擺手。右手掌面朝上抓緊杖身，左手使力推送。

②向右擺手時，轉移重心至右腳，左腳抬起。

③弓箭步擺手斜向右前方，及左後方。

④弓箭步前方擺雙手，雙手捧杖向前上方伸出。重心移轉至前腳，抬高後腳。收回杖至胸前。

9-2 抬頭望月

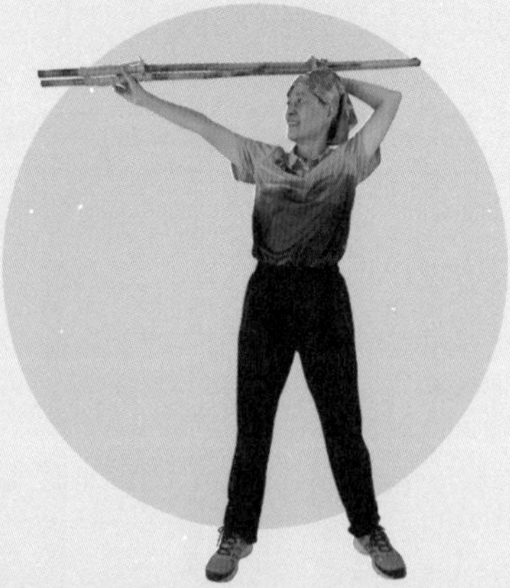

雙手握杖兩端橫於前面，眼睛看著杖身，向右側斜上方舉起繞至頭後，右手肘伸直。繞回前方。再向左。

變化

①槓鈴過頭：扛杖在頸後，伸直過頭，再扛回頸後。

②挑扁擔：扛在頸後，雙手握杖兩端下拉，使杖略彎曲

③喊救命：左右手交替過頭頂伸直擺動，身體不動。

④脫衣服:雙手在腰前交叉水平持杖，向上翻。

⑤揹小孩：雙手在腰後水平持杖，向上抬，向外拉。

9-3 揹劍式

斜背劍在背後，右手在上，左手在下。前後搖動。伸展肩關節活動範圍。

變化

①右手向上延伸，前後搖動。
②左手向下延伸，前後搖動。
③按摩肩胛及背部肌肉。
④以健走杖按摩後腰兩側及臀部，薦椎。
⑤以健走杖按摩大腿前側。

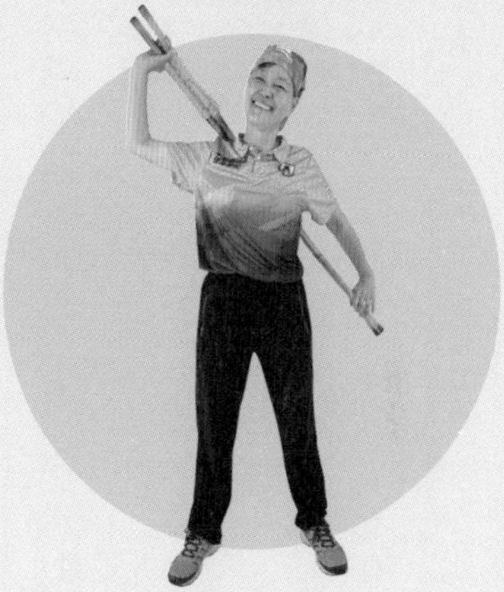

9-4 大車輪

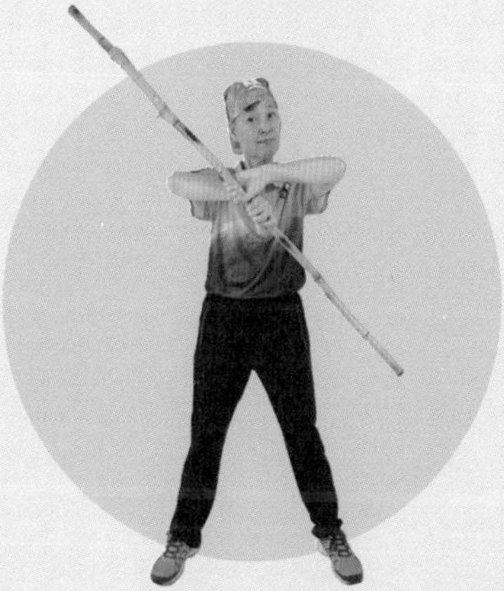

雙手交替持杖中心，順時針旋轉，自然舉起 / 放下手肘。

變化

①繞腰：雙手交替持杖，順時針繞過腰後方。
②繞頭：雙手交替持杖，順時針繞過頭後方。
③繞腿：雙手交替持杖，8 字型繞過胯下。
④單手舞杖：前後輪，手指輪，單手轉槍
⑤拋接手杖：向上拋，落地前再接住。

第十階段 深蹲進階 訓練背肌

啟動背部肌群的本體感覺

不同於第六階段基本伸蹲姿勢重點在臀肌訓練，第十階段深蹲進階的重點在於訓練背肌。原本蹲姿雙手拄杖撐地，用健走杖分散支撐上半身的重量。舉單手減少一半的地面支撐，轉由軀幹支撐並且增加單手的重量。漸進式的左右交替舉單手再雙手一起舉。注意左右手舉起時的活動度差異，不要聳肩。

輔助者要提醒練習者先啟動核心肌群，吸氣、吹蠟燭、收小腹、挺背，再舉手，特別引導練習者去感受舉手時啟動背部肌群的本體感覺。要提醒挺背而不是仰頭，引導視線看向前方的地板上，不必要正視前方，避免仰頭過度伸展頸椎。

以舉手養成良好的背部動作

對於駝背嚴重的練習者，可以調高健走杖的長度至胸口，先藉由健走杖的支撐，盡可能矯正脊椎，在較接近標準的站立姿勢下，練習啟動背肌。若五十肩，舉手困難，可以降低難度，側向水平舉手，曲肘舉手肘或向後方抬手。舉手只是引導的手段，重點在於練習使用背肌。

蹲站舉手是舉手的同時由蹲姿站起。更接近生活中負重的功能性動作，如從沙發站起，搬行李箱，提菜籃，或抱孫子。從高的櫥櫃取物是蹲站舉手的相反動作。沒有支撐的彎腰或以不正確的姿勢抬重物，是下背痛常見的原因，尤其是骨質疏鬆的銀髮婦女，甚至會導致胸腰椎的壓迫性骨折。深蹲進階，以舉手養成良好的背部動作模式，是預防下背痛的重要練習。

母雞帶小雞的典範

淡水馬偕醫院老年醫學科張智博醫師和夫人游淨惠醫師都是陽光活力中心的學員，邀請我到科裡演講，介紹健走運動給科內的同仁和馬偕醫學院相關科系的老師。曾祥洸主任將健走運動引進病房，每個月舉辦一次病房衛教活動，由參加過不倒翁學校健走杖課程的社工師黃種德及體適能指導員陳素華指導病患，為住院病患介紹健走運動。

病患在住院期間就開始接觸健走運動，在病房走廊練習，減少住院期間的臥床時間，避免肌肉衰退。馬偕醫學院長照所的研究生佘秋月開始計畫以雙連安養中心住民為對象，評估健走杖對長者運動和復能的成效。工研院研發陪伴器人，在雙連安養中心試用，機器人的螢幕會播放門諾醫院拍攝製作的不倒翁健走運動教學影片，陪伴長者運動。

埔里基督教醫院透過愚人之友基金會，將健走運動推廣到南投、彰化、雲林、嘉義等四縣三十五個農村社區及長照巷弄站，更是母雞帶小雞的典範。花蓮門諾醫院為了照顧偏遠部落，邀請我拍攝不倒翁健走杖教學影片。其他如：台中榮總埔里分院、花蓮慈濟醫院、竹山秀傳醫院、木柵萬芳醫院、高雄長庚醫院、內湖康寧醫院、中國附醫竹北分院都有舉辦過不倒翁學校健走運動研習課程，課程可申請護理師或物理治療繼續教育學分。

延伸說明

❶ 深蹲舉手和蹲站舉手的不同在於動靜有別。深蹲舉手是在靜態深蹲的姿勢下，以舉手的動作引導練習者去練習啟動背肌。目的不在舉手，而是體會挺背的本體感覺。蹲站舉手是動力鏈的聯結，當一連串的分解動作中，發現某個動作姿勢不正確，或需要代償動作才能完成，這可能就是關鍵的弱點。代表這個動作強度超過練習者的能力。要降低強度，讓練習者可以在良好的姿勢下訓練。

❷ 動力鏈：要完成功能性的動作，從足底發力依序連接膝、髖、腰背、肩、最後手才能舉起重物。這個一環接一環的順序稱為動力鏈。如果其中某一環節脆弱，就是整個動力鏈的極限。藉由深蹲舉手的練習，穩定好軀幹核心，再傳到四肢末端。養成正確的動作模式。從動力鏈的順序來審視高爾夫球揮桿、網球揮拍、投籃、打棒球的動作，會得到改進的線索。

❸ 蹲下取物是日常生活中很功能性的動作，從手杖支撐先練好正確蹲下站起的動作姿勢，單手杖支撐，手扶自己的大腿，到不需要手杖支撐，進展到能夠雙手合舉重物（高腳杯深蹲），以及雙手各握重物行走（農夫走路）。

❹ 成人的骨質在三十五歲達到高峰，之後便隨著年齡而每年下降〇・五至一%，五十歲之後更是加速，每年退化一至三%。垂直負重的運動對於延緩骨質流失非常重要。建議從穩定的動作，如高腳杯深蹲和農夫走路開始負重訓練。跑跑跳跳而跌倒的風險較高，可以用力踏地，或雙手撐杖原地跳。

10-1 深蹲舉單手

①深蹲一手撐杖在地，另一手高舉，手掌朝內，手肘打直，挺直背部，盡可能使頭、背與臀成一直線。提示練習者背後要用力，啟動核心肌群。

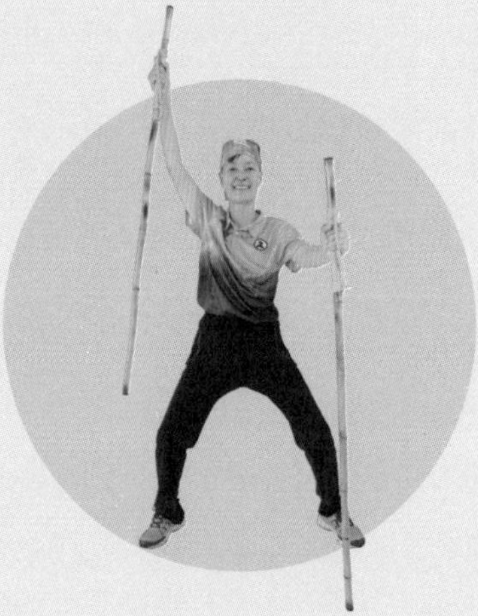

變化

①關節受限，駝背、手舉不高的人，可改為手向外側平舉，動作的重點放在啟動背部肌群，挺胸。

②單手扶在頭後方，以手肘帶動身體轉向上。

③單手向後伸，肩膀下壓，手向後抬高。

10-2 深蹲舉雙手

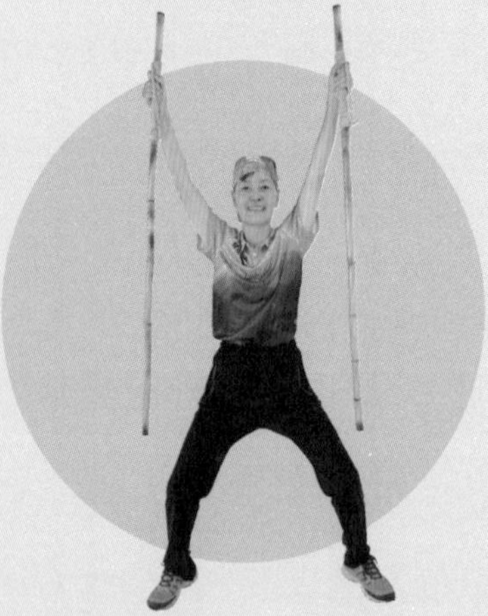

目標是挺背。

①深蹲，雙手從撐杖要舉起之前，輔助者提醒要先縮小腹，挺直背脊，帶動手杖離地，再舉起。

變化

①肩關節受限，駝背、手舉不高的人，可改為手向外側平舉，動作的重點放在啟動背部肌群，挺胸。

②雙手扶在頭兩側，以手肘帶動背部挺起。

③雙手向後伸，肩膀下壓，手向後抬高。

10-3 蹲站舉單手

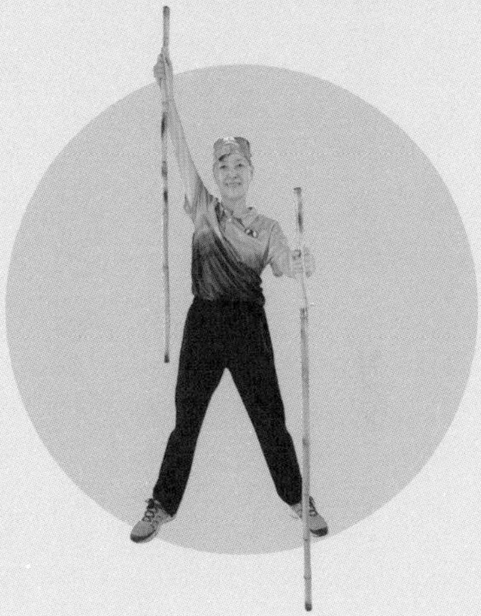

練習動力鏈的動作順序。環環相扣。

①從蹲姿開始，站起前，輔助者提醒要先縮臀，維持膝蓋穩定，縮小腹，挺直背脊，帶動手杖離地，站起後再高舉單手。

變化

①站起時，轉身，手向外舉。

②比較：站起時，手先向外舉，再轉身。感受兩者的差異。

③站起時，縮臀、收小腹，挺背，手向後伸。

10-4 蹲站舉雙手

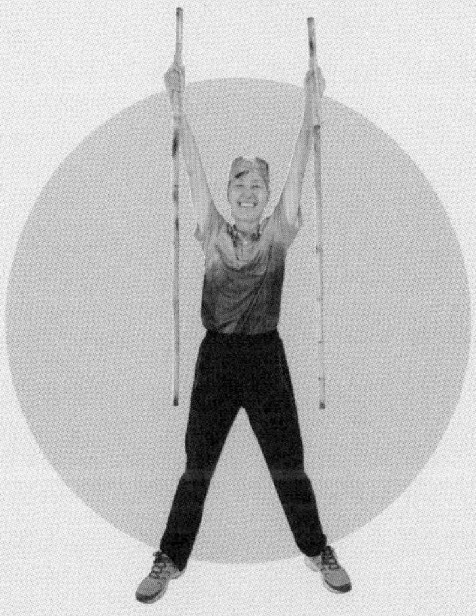

舉雙手需要更多的核心穩定度。

①從蹲姿開始，站起前，輔助者提醒要先縮臀，維持膝蓋穩定，縮小腹，挺直背脊，帶動手杖離地，站起後再高舉雙手。

變化

①雙手插腰，由蹲姿站起。

②由蹲姿站起，加上舉雙手。

③雙手合握一重物（啞鈴）在胸前，站起。

④雙手各握一重物在身體兩側，站起。

第十一階段　平衡訓練

訓練平衡能力與姿勢降低跌倒風險

步態不穩和平衡感問題是最常見的跌倒原因，想要預防跌倒，身體平衡感是否夠靈敏，快要跌倒時是否能快速反應，對老人防跌非常重要。維持平衡主要仰賴三個重要的感知器官，接收外在的感覺回饋：包括眼睛、內耳前庭和半規管，以及本體的感覺。雙眼的立體視覺判斷方向、深度、距離；內耳前庭及半規管感覺旋轉及加速度；本體感覺接受器廣泛存在於肌肉、韌帶及筋膜，用來感覺身體和空間的相對位置，肌肉關節的壓力及張力的變化。

這些感覺神經訊息輸入到小腦整合判斷，再輸出反射回饋的訊號透過大腦運動神經訊息，控制姿勢保持平衡。平時除了加強肌力訓練以外，訓練平衡能力與姿勢控制也有助於降低跌倒風險。

善用單手杖合握、四腳助行器或扶手

雙手持健走杖有安全感，隨時可以支撐防止跌倒，增加練習者參與練習的意願，從四點著陸、三點著陸，單腳站立，逐漸減少支持底面積。直線走路和轉動頭部是對內耳平衡的干擾，閉上眼睛是減少視覺的回饋。

偏癱無法使用雙手杖，仍可以使用單手杖合握，四腳助行器或扶手，加強練習單腳控制平衡的能力。

「運動即良藥」銀髮健身旅遊健康講座

由於高齡社會來臨，不倒翁學校所推廣的健走運動有助於活躍老化，有關銀髮、健身、旅遊、自然療癒、精神健康、冒險教育的議題備受相關單位的重視，為特定或不特定聽眾辦理一至三小時的演講，介紹運動即良藥，銀髮健身旅遊的觀念。演講內容包括：

❶用健走杖打敗肌少症：要改變長輩久坐不動的生活型態，開始運動，並不容易。特別是虛弱的長輩害怕運動有跌倒受傷的風險，但是不運動造成肌力退化，跌倒的風險更高。運動訓練對銀髮族身心健康非常重要，演講者分享親身的經驗，以及臨床成功案例的訓練歷程，如何使用健走杖幫助長輩克服擔心跌倒的恐懼，願意開始運動。用健走杖打敗肌少症，逐漸恢復行動力，翻轉輪椅文化。以常訓取

代長照，讓長照變短照，常常運動訓練就可以維持獨立行動能力，不需要依賴他人長期照顧，闡述運動即良藥的觀念。

❷健走運動：介紹健走杖平衡、保護和增強等三大好處。示範各種使用健走運動的方式，包括強度較高可鍛鍊肌力的北歐式健走、預防跌倒矯正駝背的日式健走，以及適合虛弱長輩的不倒翁健走運動。解說不倒翁健走運動的設計理論，十三個階段五十二個動作，從座椅預備動作、站起坐下技巧、重心轉移、下肢肌力深蹲、柔軟度、核心肌群穩定、平衡、跨越障礙及體適能檢測。

❸不倒翁學校提倡活躍老化的模式：要讓運動訓練像遊戲，提供誘因與樂趣，說要出去玩，誰都會想動起來。銀髮族出遊最普遍的困難是體力不足，所以要先運動訓練三個月，才有體力出去玩。不倒翁學校除了提倡銀髮運動，更重要的是協助銀髮族提升信心與自我實現的勇氣。成為伴走志工，先自助，再助人。結伴出遊，到戶外進行自然森林療癒旅行或不老水手親海冒險活動，活躍老化，擴大舒適圈。

演講內容會針對觀眾族群的需求做部分調整。例如休閒、運動、觀光、旅遊、森林相關科系的老師、旅行社及導遊協會等邀請時，針對大學生及旅遊相關人員，分享辦理銀髮健身旅遊的實務經驗。

若是社會大學、協會、日照據點、社區長青關懷據點、公益團體、病友團體、宗教團體、圖書館等邀請，針對樂齡族群舉辦的健康講座，要翻轉觀念，帶領銀髮族及早採取行動，開始努力健身。

若是政府單位、醫學會邀請，針對醫護人員、治療師及體適能指導員的專業研習課程，要深入講解運動訓練的理論。健康講座屬於翻轉觀念的靜態演講活動，盡可能會攜帶足夠數量的健走杖，趁中場休息的時候，提供參與的觀眾體驗。

延伸說明

分析跌倒原因的口訣：我討厭跌倒「I hate falling」

❶ **I**nflammation：關節的發炎或變形。
❷ **H**ypotension：姿勢性低血壓，昏倒。
❸ **A**uditory and Vision：聽力或視力的異常視力不好，老花眼，白內障。
❹ **T**remor：顫抖、小腦損傷。
❺ **E**quilibrium：平衡障礙、動暈症。
❻ **F**oot：足部問題。
❼ **A**rrhythmia：心律不整，昏倒。
❽ **L**eg-length discrepancy：兩腿長短不一。
❾ **L**ack of conditioning：訓練適應不足。還不會走就跑。
❿ **I**llness：生病，感染、發燒、低血糖、電解質失衡。
⓫ **N**utrition：營養不良。
⓬ **G**ait disturbance：步態失能，中風、坐骨神經壓迫、糖尿病周邊神經病變，感覺麻木。

11-1 直線走路

①雙手持杖於兩側提起，隨時準備重新保持平衡。
②腳跟對腳尖，走一直線。

變化

①雙腳併攏，右腳先前進半個腳掌，右腳跟貼於左腳尖旁，左腳再前進，左腳跟貼於右腳尖旁。
②同①，前進一個腳掌。
③同②，兩腳掌走在同一直線。
④正常走路，加上邊走邊左右轉頭。

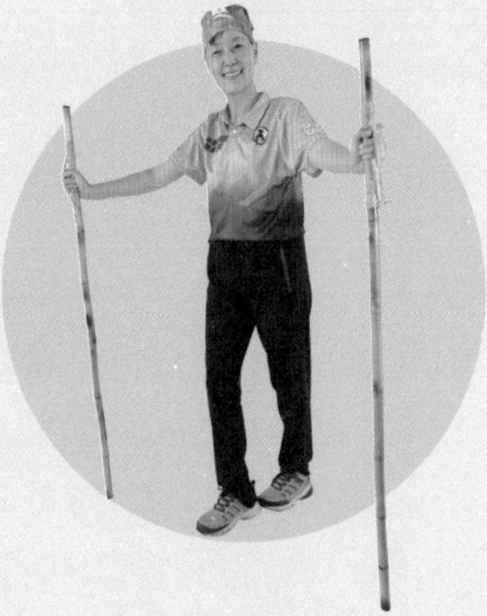

11-2 閉眼站立

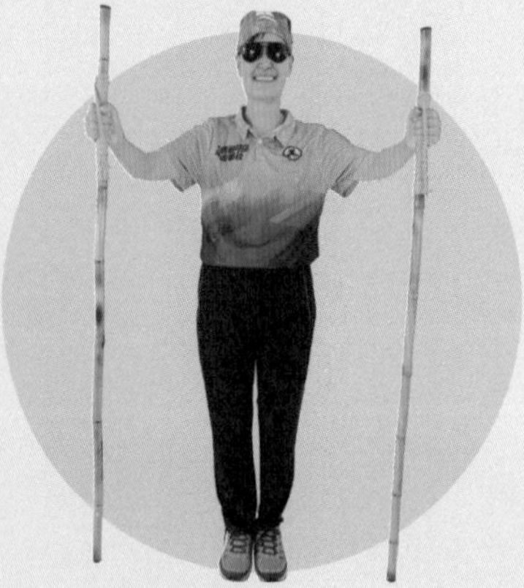

①雙手持杖於兩側提起離地，隨時準備重新保持平衡。在閉眼的狀況下，接受各種干擾，仍保持穩定。

變化

①靜止十秒。
②雙手抱一大球，先在睜眼狀態下，輔助者從各方向推球，給予一點外力干擾。
③同②，以閉眼狀態進行。
④直接推肩膀或背後。

11-3 單腳站立

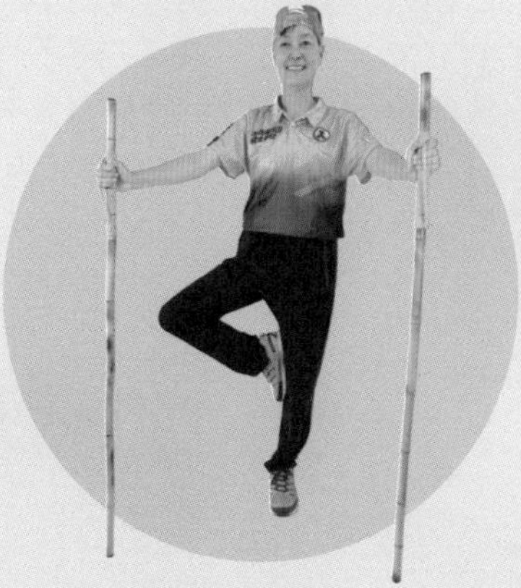

①雙手持杖於兩側撐地保持平衡，舉起右腳靠在左腳腳踝。穩定後，舉起雙杖離地。繼續保持平衡。

變化

①慢慢動作靜止十秒。
②雙手平舉。
③雙手高舉成 V 字型。
④快速動作靜止三秒，重複四次。
⑤單腳站立，另一腳向前伸，推臀向後深蹲，使前腳觸地。

11-4 拄杖繞圈

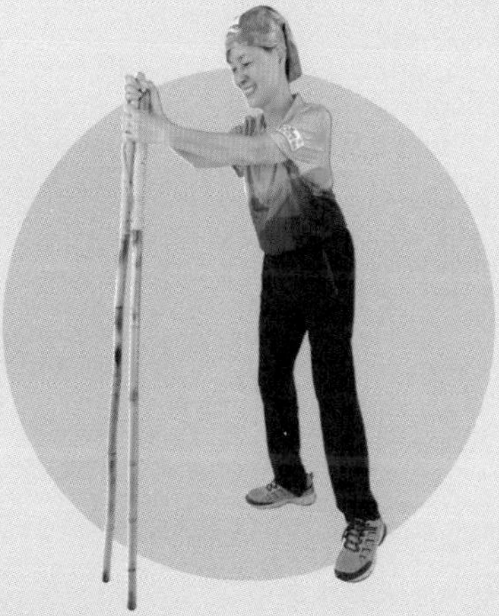

練習轉彎腳步變化。
①雙手合握手杖撐地，以手杖為圓心，慢慢轉圈。

變化

①單側手杖撐地在前，另一手舉起，繞圈。
②以雙杖撐地，走三步右轉九十度，繞方塊。
③以雙杖撐地，後退至牆邊。

第十二階段 障礙物

跨越障礙物是最後階段性目標

大部分的身體動作是由推、拉、蹲、跨、轉五個基本動作組合而成。推和拉主要是上肢的動作如推門、撐杖、拉開抽屜、提菜籃。下肢的蹲坐、跨步和轉身則攸關移行能力。第十二階段是跨步的訓練，以跨越障礙物作為階段性的目標。

跨步登階需要有足夠的下肢肌力、核心穩定和單腳平衡能力，登階與蹲下站起同樣需要先屈曲髖關節，身體前彎轉移重心至前足的技巧。下台階也需要屈髖彎腰，再加上單腳蹲。如果發現長輩下階落地腳步較重，或過於依賴手撐健走杖，可能下肢肌力還有加強的空間，或控制的技巧需要練習。採用側面下階梯比較容易屈髖彎腰，這也是單腳蹲訓練肌力的好機會。

可再回頭加強練習腿部肌力

跳躍訓練爆發力，瞬間展現最大肌力的能力，有助於一旦失去平衡時，身體可以快速反應，跨步支撐避免跌倒。接續第六階段骨盆前推，使用臀肌快速收縮，再結合第三階段墊腳尖的動作。輔助者可以示範微微蹲下，然後喊一二三跳，快速站起並墊腳尖。即使沒有跳離地面，只要練習者有表現快速反應的敏捷動作，就達到訓練的目標，給予鼓勵。

跨高欄和跨水溝是單腳站，再加上抬高腳在垂直和水平面移動的干擾，考驗骨盆左右和前後穩定的能力。當右腳站立，抬高左腳預備時，提醒練習者上半身要盡量維持垂直，骨盆保持水平。注意練習者是否有代償動作，例如，上半身傾斜向右側，左腳跨過中線傾向右側，或左側骨盆偏低。可再回頭加強練習側抬腿和綁彈力帶膝外張的動作。

不倒翁學校健走運動研習課程

這是不倒翁學校的核心課程，針對助人者舉辦的三小時指導員課程。所謂的助人者包括醫護專業人員、治療師、運動指導員、照服員、看護或是家人。課程的目的是學習不倒翁健走運動的指導技巧，帶動虛弱的銀髮長輩安全的動起來，養成使用健走杖規律運動的習慣。課程內容包括：

1竹健走杖 DIY 及健走杖介紹

介紹健走杖的功能結構及使用方法，比較日式與北歐式健走杖的細微差異。不倒翁學校與德瑪汶部落合作，研發以台灣桂竹製作竹健走杖 DIY 材料包，作為推廣不倒翁健走運動的輔助工具，物美價廉，安全又環保，教導學員使用細繩編織竹杖的握把，透過動腦動手製作的過程，活動充滿創意、鼓勵社區民眾就地取材，在社區推廣時，銀髮長輩對竹材很熟悉，自製自用普遍接受度很高，增加使用健走運動的意願。

2用健走杖打敗肌少症

分享親身經驗與成功案例，如何引導長輩使用健走杖，克服擔心跌倒的恐懼，願意開始運動，逐漸恢復行動力。提倡運動即良藥的觀念，鼓勵銀髮族健身旅遊，翻轉輪椅文化。

3不倒翁健走運動

不倒翁健走運動是根據 ACE IFT 運動訓練理論，結合臨床實務經驗，針對虛弱長者設計的功能性訓練課程。包括十三個階段，五十二個動作，從座椅預備動作、站起坐下技巧、重心轉移、下肢肌力深蹲、柔軟度、核心肌群穩定、平衡、跨越障礙及體適能檢測。介紹健走杖平衡、保護和增強等三大好處。介紹線上教學資源，示範使用健走杖影片、海報及撲克牌圖卡的輔助教學模式，降低助人者推廣教學的技術門檻。

4 戶外健走

實地帶學員到戶外活動，練習北歐及日式健走。展現健走活動的多樣性，增進指導員的帶隊技巧及隨機應變能力。體貼銀髮族的體能狀況，多次停留，在休息期間進行運動訓練，善用健走杖團體遊戲來營造歡樂溫馨的氣氛。拍照記錄連結社群媒體，促進社區健走隊員間情誼，維持銀髮族持續運動的習慣。

延伸說明

❶ 嚴重骨質疏鬆的長輩輕輕跌倒就有可能發生骨折，常見的部位有三：腰椎、髖關節以及腕關節。

❷ 嚴重的脊椎病變會造成神經的壓迫，引起手腳麻痛。因此，銀髮族脊椎運動要特別注意安全。如果墊腳尖之後，腳跟落地，就會引起腰部疼痛或腳麻，要小心避免跳躍，可能有腰椎受傷的風險。改用跺步，腳用力踏地的方式。

❸ 好人上天堂，壞人下地獄。當一側腳受傷或疼痛，使用健走杖輔助上下階梯時，記得這個口訣，上樓梯時，好腳先上階梯。下樓梯時，壞腳先下階梯。

12-1 登階

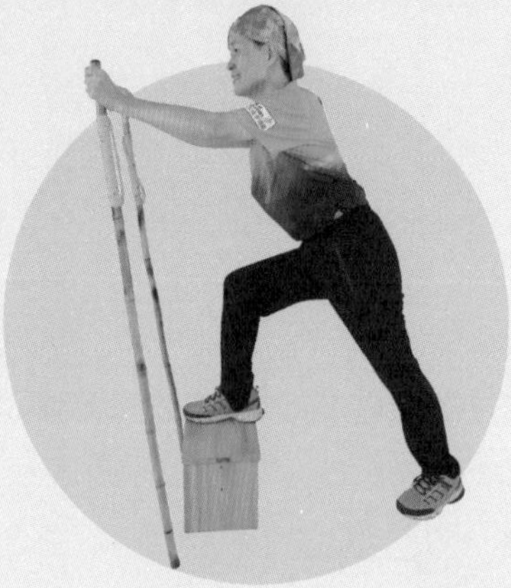

①雙杖撐地，右腳登階，屈髖前彎轉移重心至前腳，雙手用力撐杖，左腳跟抬起，臀肌收縮，直立身體，上台階。

變化

①下階梯：站在台上，雙手杖先下階梯撐地。重心轉移至右腳，屈髖向後推臀彎腰，成右腳單腳深蹲姿勢，邁出左腳向前，下階梯觸底。轉移重心至左腳。

②側登階 / 側下階。

③左腳站在階梯與邊緣平行，右腳懸空，下探再抬起。

④兩腳尖站在階梯邊，單腳伸前下探，再抬起。

12-2 跳躍

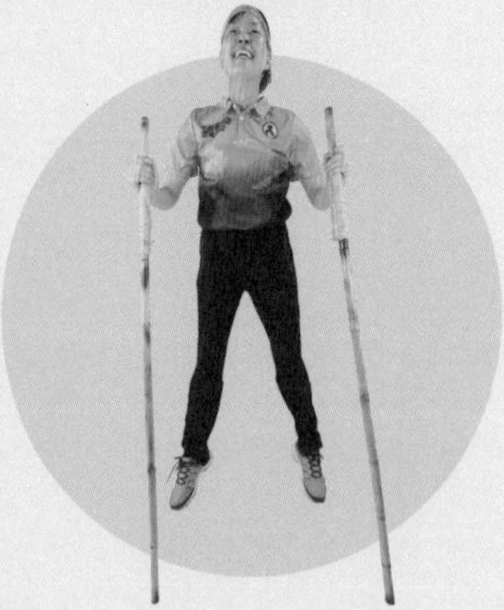

①雙手持杖撐地，略為蹲下後，快速站起，並踮腳尖。落下。

變化

①快速縮臀挺胸。腳不離地。

②單腳抬腳跟後用力踏下。

③踩蟑螂：用力單腳踏地。

④雙腳踮腳尖後快速落下（注意腳跟落地會不會引起腰痛）

⑤甩手輔助蹲跳。

12-3 跨高欄

①高抬膝，穩定核心，向前跨步。轉移重心。

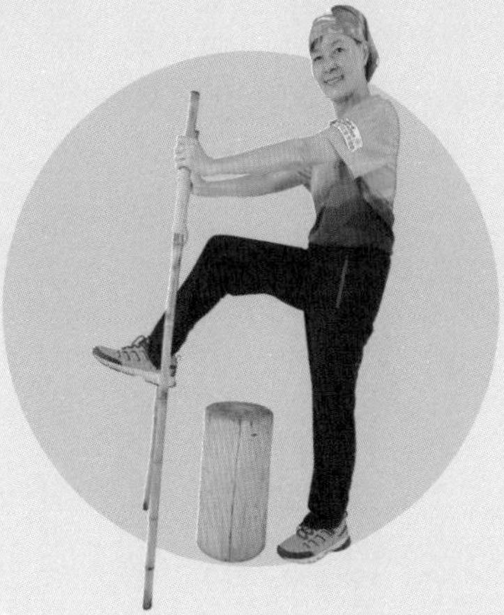

變化

①前腿高抬膝，練習腳踝背屈。
②高抬膝，水平外展，放下於外側。
③②的相反。由外側高抬膝成為外展，再內收放下於前。
④小狗尿尿：側向抬腿跨欄

12-4 跨水溝

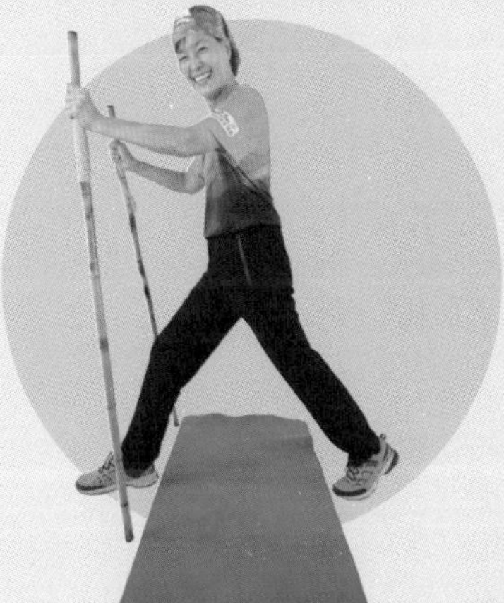

①高抬膝，向前跨大步，越過障礙物。

變化

①雙杖齊向前撐，重心分散至雙手，單腳向前跨大步。
②雙杖齊向右撐，單腳向右跨大步。
③單腳登階，手前伸彎腰取物。
④雙腳併攏，手前伸彎腰取物。

第十三階段　體適能測試

進行運動介入可強化生活能力

年長者體適能促進的主要目標為強調功能性移動力，正是不倒翁健走運動的設計初衷。銀髮體適能測驗又稱為功能性體適能測驗，是行動能力的指標，也就是當長者需要並且想要完成日常生活的活動的時候，有能力獨立完成，例如，旅行或出外購物等等。

功能性體適能隨著認知能力的下降有衰退的趨勢，輕度認知障礙階段是預防高齡者在日常生活中獨立自主能力衰退的關鍵時期。進行運動介入可強化肌耐力、心肺功能與平衡敏捷能力，使其能維持功能，減少老年人跌倒的風險。

選擇與跌倒相關的四個項目加入不倒翁健走運動撲克牌圖卡。下肢肌力與肌耐力（椅子坐立）；心肺耐力（原地站立抬膝）；平衡能力（椅子坐起繞物及開眼單足立）。平衡能力包含靜態與動態兩種，對於老年人之移動身體能力很重要，例如，快速上下公車、閃避突如其來之車子或物體、起身接電話等的能力。

延伸說明

❶ 為了安全考量，使用健走杖輔助練習測試項目，雖然無法與常模做比較，但訓練前後的進步仍值得參考。

❷ 銀髮族的各項體適能檢測結果都是隨著年齡的增加而減少，不管是心肺耐力、肌力、平衡或柔軟度，運動扮演著延緩老化的重要角色，只要維持適當的運動習慣，都會讓老化的過程減緩，體適能狀況都會比同年齡層的不運動者較佳。

13-1 起坐繞行

評估老年人之敏捷性與動態平衡的能力。
輔助者應陪伴行走，預防跌倒。

變化

①預備姿勢：練習者坐於椅子上，背部挺直，雙手握健走杖，雙腳平踩於地面。
②口令開始：練習者馬上起身，用最快安全的速度繞過障礙錐，再回到起點坐下。
③輔助者先示範一次，練習者練習一次，然後正式測驗二次，均必須提醒練習者完全坐下才停止計時。
④椅子應該靠著牆壁或讓椅子不會搖動的位置。
⑤椅子周圍不可有障礙物，在椅子正前方相距約二・四四公尺位置放一障礙錐。

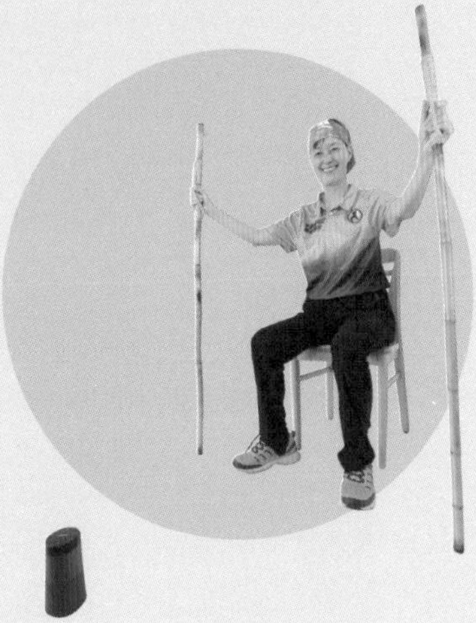

13-2 三十秒起立坐下

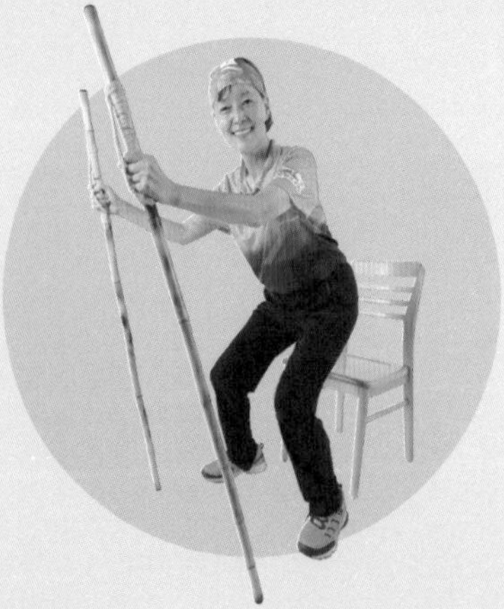

評估下肢肌力與肌耐力。

變化

①預備姿勢：練習者坐於椅子中央，背挺直，雙腳平踩地面，雙手扶杖或在胸前交叉。
②口令開始：
(1)練習者站立起身然後再坐下成原來姿勢。
(2)輔助者應鼓勵練習者盡力在三十秒內起立坐下，次數越多越好。
③輔助者先示範一次，請練習者練習一至三次，同時檢測練習者姿勢是否正確，然後正式測驗三十秒。
④為了安全考量，椅子應該靠著牆壁或放置於穩定的地方，以免測驗時搖動的現象。不用健走杖，雙手撐大腿、椅子扶手或桌面坐下。

心肺耐力，即老年人是否能完成日常生活的活動，例如：走路、旅遊、拜訪朋友等等。

13-3 二分鐘踏步

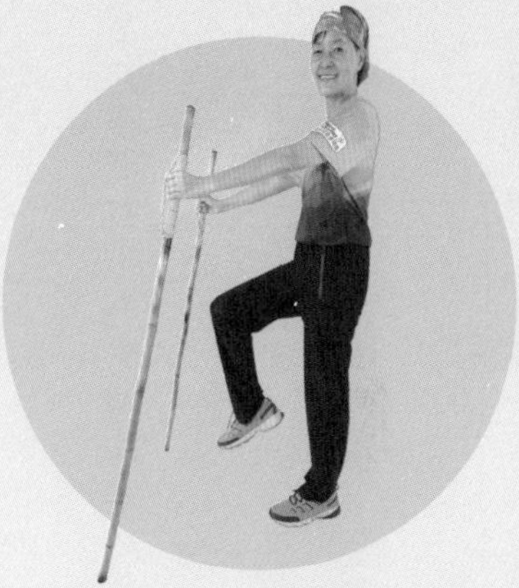

變化

①預備姿勢：先測出練習者髂前上棘至髕骨中點連線之中間處，並在牆上以有色膠帶標示，作為踏步時膝蓋抬高依據。

②輔助者應在受測者側邊坐在椅子上。

③口令開始：

(1)練習者就盡快做原地踏步動作，每一次踏步膝蓋都必須抬到標示的高度。

(2)盡力在二分鐘內做抬膝動作，次數越多越好。

④輔助者先示範一次，請練習者練習 一至三次，同時檢測練習者姿勢是否正確，然後正式測驗二分鐘。

⑤每次左膝及右膝均需抬至標示的高度則算一步，計算以二分鐘內完成的踏步次數。

13-4 單腳站立

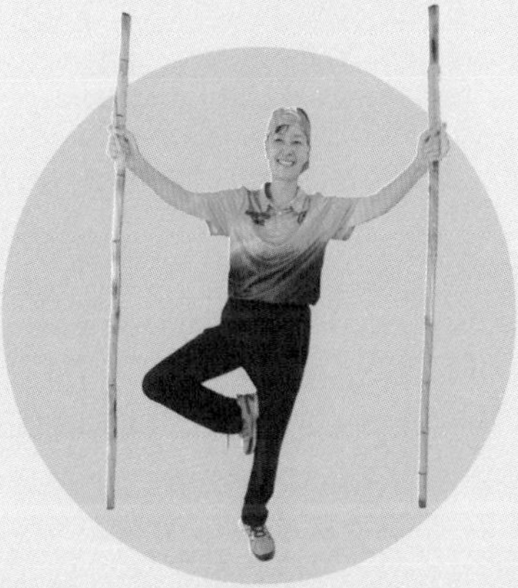

評估靜態的平衡能力。

變化

①練習者雙手扶杖，以慣用腳站立，離地腳置於支撐腳踝內側，穩定後舉杖離地，開始計時。

②若手杖撐地、腳離開腳踝或身體大幅晃動，則結束計時。若上述情況均未發生，練習者穩定單腳站立達三十秒，則結束計時。輔助者可以口頭提示：收緊軀幹肌肉或凝視前方圖片記號。

③輔助者先示範一次，練習者練習一次後，測試二回合。

④檢測時應於平坦地面實施。記錄慣用腳（左腳或右腳）支撐時間，單位為秒。

三個月一期，延緩失能失智健康促進運動模組

目前不倒翁學校三小時的健走杖課程，在各地引發很好的回應。以不倒翁健走運動為基礎，我設計每週一次、每次一小時，連續三個月的運動課程。可成為延緩失能失智或健康促進的課程模組。第一至第六週為基礎班，第七至第十二週為進階班。

每次的課程有十五分鐘暖身，依教學影片進度解說要領。主運動三十分鐘，室內或室外綜合健走運動。收操伸展十五分鐘。運動前填寫 PAR-Q 安全問卷，第一、七、十二週體適能檢測。每次來運動，主運動其實還是團體綜合訓練，只是每次有一點變化和進度，利用看影片當暖身，收操伸展時，可以針對個別的問題指導。據點可以一次上兩堂課，1＋7，2＋8等等，第一堂課進階班練習者幫忙照顧基

礎班的長輩，第二堂課基礎班的休息，進階班的練習者接著操練，運動量及強度才夠。

週數	課程名稱	目標	內容說明
第一週	座椅預備 竹健走杖DIY 運動前評估	引起動機 建立關係 自己製作健走杖 瞭解健康狀況	# 課程簡介、使用說明教學影片。 # 發給每人一副竹杖，A 座椅預備教學影片 # 膝關節炎、足底筋膜炎運動。 # PAR-Q 運動前安全問卷。 # 三人一組。認識新朋友。 # 竹健走杖 DIY 影片編織健走杖的握把。
第二週	起立坐下 體適能檢測① 設定運動目標	安全使用健走杖 評估量化 分享願景	# 使練習者體驗健走杖的安全使用方法。在座椅上也能安全有效的運動。 # 以分解動作解說起立坐下的關鍵技巧。 # 體適能檢測：二・四四公尺起坐繞行、三十秒起坐、二分鐘踏步、單腳站 # 根據目前的體適能評估量化數據，設定三個月後的量化目標，及體力改善之後，想要實現的願望。
第三週	四點著地	擴大底面積支持。 矯正姿勢。 腳踝與髖關節活動 持杖健走①	# 健走杖三大好處之一：平衡。 # 運動訓練先矯正姿勢：靜態姿勢評估。 # OX 型腿、扁平足的矯正 # 鞋墊的好處。 # 健走杖與拐杖支持底面積與高度的不同。

週數	課程名稱	目標	內容說明
第四週	三點著地	建立信心 持杖健走②	# 下肢及腰椎關節術後運動 # 多一點自由，可以做很多，功能性動作 # 穩定度與靈活度 # 防跌、矯正駝背的日式健走
第五週	重心轉移	訓練平衡能力 有趣的運動訓練 持杖健走③	# 中風、帕金森氏症、關節術後運動。 # 腳點地、踏併步、旋轉。動作控制。 # 配合音樂與節奏感，跳舞 # 運動訓練像遊戲，滑雪
第六週	深蹲分解動作	最有效率的肌力訓練 持杖健走④	# 深蹲的動作分析。誰先動？ # 骨盆運動。前傾 / 後傾。腰椎滑脫、骨刺、下背痛、膝關節痛的運動 # 持杖健走常見錯誤
第七週	步伐加大 體適能檢測②	伸展的要領 髖關節活動度	# 下交叉症候群運動 # 後退跨步蹲 # 肌力訓練的運動強度
第八週	腰背伸展	強化肌力之前要先矯正姿勢	# 凸頸、駝背、斜肩、側彎、凹腰的矯正 # 骨盆活動 # 健走杖筋膜放鬆術
第九週	肩臂伸展	肩關節 持杖健走⑤	# 上交叉症候群 # 心肺有氧訓練的運動強度 # 北歐式健走

週數	課程名稱	目標	內容說明
第十週	深蹲進階	舉手訓練背肌 動作的順序 持杖健走⑥	# 下背痛的核心肌群訓練 # 支撐核心的腹式呼吸 # 重訓時閉氣的危害 # 螃蟹走路
第十一週	平衡訓練	加強本體平衡感 單腳站立 持杖健走⑦	# 直線走路、閉眼站立、單腳站立 # 原地旋轉 # 高抬膝走路、七爺八爺
第十二週	障礙物 體適能檢測③	爆發力訓練 反應敏捷度訓練	跨高欄、跨水溝、跳躍、登階 成果驗收

Part 4

冒一點險，擴大舒適圈

不倒翁學校與不老水手精神

我在二〇一六年乘坐亞米哥號帆船參加台琉盃帆船賽，從花蓮航向基隆的途中，一位船員腳穿藍白拖鞋，身穿白色汗衫，跨坐在船艏，一手抓著前帆支索，一手高舉指向遠方大聲喊說：「這就是我們的海洋！」話才說完，接著一群海豚就跳出水面，這是我第一次認識蘇達貞老師。因為對海洋的熱情，讓我們在同一艘船上，自由自在做自己，下了船回到人間，才扮演起各自的社會角色。

與不老水手更深入連結的緣起

蘇老師是海洋大學的教授，退休前招訓一群年輕的夢想海洋水手，划獨木舟環島。二〇一一年退休後，用自己的退休金成立蘇帆海洋文教基金會，在花蓮鹽寮蘇帆海洋學堂推動親海教育，退休後的生活多采多姿，成為不老水手的精神典範。

台灣是個海島，四面環海，先民從大陸渡過黑水溝，充滿冒險精神，台灣人自稱為海洋之子。然而，政府多年的海禁，海岸線大多圍起了消波塊，到處都是水深危險，禁止下水的標誌，恐海教育使得台灣人與海隔絕。蘇帆從二〇一三年開始，每年舉辦不老水手活動。二〇一六年，蘇老師邀請我擔任不老水手活動的隨隊醫師。

不老水手的精神典範

何謂不老水手？二個人加起來大於一百歲，划一艘獨木舟，親近海洋。三天的活動從認識人、認識裝備、認識海開始學習，在教練一對一的陪伴帶領下，克服恐懼，一步一步地走進太平洋，破浪海漂，練習翻舟復位，然後划獨木舟長航，從崇德海灘下海開始，到清水斷崖，來回十二公里。

剛開始我也覺得不可思議，我自己不會划獨木舟，只是在戒護船上還有可能，下海划獨木舟對老人家會不會太危險啦？事實上，有萬全的事前準備，在專家的指導下，沿岸航行比騎單車環島還安全，成功順利完成挑戰，不老水手們變的更有自信心。

二〇一七年，蘇老師號召一群不老水手進行南風再起計畫，經過四個月的密集訓練，學習划獨木舟，造竹筏，操風帆，認識黑潮。在夢想海洋的年輕水手陪伴協助下，重現三萬年前台灣人橫渡黑潮到日本的考古理論，划竹筏到與那國島。創造一段青銀世代彼此扶持的冒險故事，並拍攝成為《不老水手　勇敢出航》紀錄片。

與不老水手的精神相契合的陽光基金會

我在蘇帆擔任隨隊醫師的過程中看到這些六、七、八十歲的不老水手，勇於自我挑戰，勤於鍛鍊體能，熱心助人，簡直就是偶像。陽光基金會洪詩媛職能治療師也透過臉書，注意到不老水手的冒險體驗教育，主動與我聯絡認識。

後來陽光活力中心開幕，我把岳父送去訓練，也投入陽光擔任高齡運動教練，陽光訴求的銀髮健身活躍老化，與不老水手的精神相契合。陽光活力中心的總經理陳淑蘭以身作則，從五十歲開始，就把健康擺在第一位，努力運動健身，不只是為了預防未來失能，而是要比現在的體能更強，更有活力，才有辦法活到七、八十歲時，還是一尾活龍，像不老水手一樣身手矯健，後來也受訓成為蘇帆的獨木舟教練。

拖鞋教授提倡的「不老水手的不老革命」

蘇達貞（拖鞋教授）

坐落在花蓮縣壽豐鄉鹽寮村內有一蘇帆海洋基地，基地內時常聚集一批自稱為不老水手的高齡銀髮族，這批不老水手當初是以走出舒適圈、走入海洋，追求精彩的第三人生為目的而結合在一起，二〇一七年並集體實現划竹筏到日本的夢想。

這批銀髮族的結合是因為意識到在台灣多數的高齡者，非但沒有貢獻一己之力的場所，也沒有享受一生成就的環境，反而是活得越久越羞恥、越沒有尊嚴，大多數人都迷失在只能追求小確幸，沒有能力建構大夢想的生活態度。

不老水手因而運用他們厚實的經濟實力、紮實的教育程度，豐富的工作經歷與人生歷練，來創造出不老的活力願景，進而企圖來逐漸轉變整個銀髮族群的思維。

二〇一七年後，走出舒適圈的這批不老水手，如滾雪球般的越滾越大，如今這一股風潮已讓二百多位不老水手組成了不老水手同學會，他們開拓了嶄新的視野，並藉由彼此的激勵與分享，悟出了走出舒適圈來創建銀髮族第三人生的美好方式。

例如，不老水手一哥（八十歲），坐公車環島旅行，且再度登上已經去了六次的玉山；不老水手槐哥（七十四歲），陸續完成登玉山、游日月潭、划清水斷崖的不老水手所認定的生長在台灣必做的三件事，然後，去馬偕醫院完成捐出大體的登記；不老水手詹哥（七十一歲），不但持續以腳踏車環遊世界，還參加倫敦裸體腳踏車大賽；不老水手健哥（五十一歲），從醫院的急診室醫生走出去，以導遊身分帶領大家走出舒適圈去旅遊，以健身輔助者身分創立了高齡者健身教室、健身操，鼓勵他的患者多旅行、多運動來代替吃藥、打針與開刀。還有更多的不老水手不僅讓自己活出健康、活得精彩，還關懷社區群體生活，帶領弱勢族群、視障者走出障礙空間，走入海洋，甚至乘著獨木舟划向清水斷崖。

這批不老水手所展現的自我健康意識的管理與實現，和對社區群體生活的關懷與照護，讓他們找回貢獻一己之力的場所和享受一生成就的環境，他們認真生活所以不怕死，身心健康所以肯付出，企圖將他們的不老思維與模式擴大為整個社會的不老革命。

冒險是老年人的特權

我們鼓勵銀髮練習者運動訓練後，帶領他們去從事各種戶外活動，包括攀岩、划龍舟、甚至帶去蘇帆海泳划獨木舟。七十歲的朱莉君，原本不會游泳，在輔助者的陪伴下，也鼓起勇氣下海，很快就掌握漂浮的技巧，享受碧海藍天。冒險是老年人的特權，要有勇氣冒險，但不是盲目地涉險，而是要積極的面對挑戰，為自己的安全負責，學習新技能，有萬全的準備，冒一點險，擴大舒適圈。

我記得不老水手槐生哥在蘇帆過七十歲生日吹蠟燭時許願說：「完成划獨木舟挑戰清水斷崖之後變的很有信心，人生七十才開始，退休之後在蘇帆又找到人生的舞台，接下來要去完成爬玉山、騎單車環島、泳渡日月潭，實踐不老水手的精神。」

難道不怕旅途中發生什麼意外嗎？

他早有心理準備：「那就是活到最後一天都很精采。」如果怕出門會發生意外，就不出門。怕運動會受傷，就不運動。怕站起來走路會跌倒，就坐輪椅。那麼，很快就會躺在床上等死。槐生哥的自我挑戰有周全的準備，邀請不老水手中的登山、單車及海泳的各種運動專家陪同訓練，七十二歲參加陽光活力中心的中高齡運動指導員培訓課程，成為指導員的最高齡典範。

掌握一把神祕的鑰匙

振興醫院老年精神科袁瑋主任邀請我到銀光學苑舉辦兩次不倒翁學校，我們發現，銀髮族體能上的小改善，可以產生心理健康的大躍進！課堂中有一位老先生，跟著大家學習健走運動，到後來體力不支跟不上動作，累在椅子上休息。但經過學習健走杖輔助運動的方法，讓他有信心不怕跌倒，可以安心的走路運動，他每天都來銀光學苑前面的花園步道用健走杖運動。

一個多月後，那位老先生的內科主治醫師特別來問袁醫師：「你們精神科是對他做了什麼治療，為什麼他突然精神體力都變的這麼好。」運動就是良藥，從身體活動的運動訓練，帶出銀髮心理健康的改變。我發覺不倒翁學校推廣的主題不只是運動，似乎還掌握了一把神祕的鑰匙，可以開啟「活躍老化」的大門。運動訓練有很多人會教，但讓原本害怕運動的銀髮族願意開始動起來，從〇到一的過程，才是最困難的部分。我認為不倒翁學校所推動的銀髮健身旅遊，就是妙手回春的方程式。

不倒翁學校、陽光活力中心和蘇帆不老水手，共同的特色就是銀髮冒險體驗。一般人對待老人家的刻板印象是要小心，慢慢走，不要跌倒，不要從事危險的活動，照顧老人家的態度是消極被動的。我們將健身與旅遊結合，在醫師、治療師與輔助者們的協助下，鼓勵銀髮族為自己的健康負責，站起來運動、重量訓練，帶長輩去嘗試攀岩，划獨木舟等冒險體驗，打破對老年人的刻板印象。

積極的鼓勵活躍老化，並累積實務上的經驗，提高安全準備，使用健走杖、完整的繩索確保，全套的防護裝備。挑戰自我的勇氣是需要培養的，看似難以完成的目標，可以藉由行前的運動訓練，專為銀髮族設計的健身旅遊行程，一步一腳印的接近。

團體治療：親子共學小團體

許多為人子女者，想要幫助年邁的父母維持健康，鼓勵父母運動，但不知道如何開始。我們針對這樣的需求，設計健走杖親子共學小團體。很多宅在家中的長輩，需要引導，讓他們產生動機，開始願意動起來。

大家都希望父母健康快樂，也知道運動的重要性，但想要帶動體能虛弱沒有信心的父母開始運動健身，親子之間的互動存在盲點。即便是專業人士有時也不容易帶動自己的父母。子女先學，帶動長輩運動的成功機會就會提高。

長者體力進步與支持者照顧壓力釋放

親子共學小團體課程中，同儕之間的影響力，大大超出我們的預期！透過學習健走運動，感受到親子之間的繫絆與真情流露。集體願力的醞釀呈現，長者體力步態的明顯進步，與支持者照顧壓力的釋放。

首先，想要帶動父母開始運動的子女必須先認識健走運動，自己先參加研習課程，練習一段時間，設身處地去體會長者行動不便的困難，以及健走杖所能發揮的功用。

同儕之間的分享，讓長者感受到，我身體有的毛病別人也有（糖尿病……）、我擔心的事情別人也會擔心（跌倒、頭暈……），大家都努力想讓自己健康，我也應該努力。這些都會增加長者的信心和運動的動力。專業人士獨自難以達成的目標，我們召集五個家庭，組成一個小團體，在課程中，會帶長輩參觀運動設施，簡短的體驗團體運動及個別指導的運動課程。消除長輩對運動健身的疑慮，運用心理諮商的技巧，親子相互支持，同儕模仿學習，就可以一起完成不可能的任務！喚醒高齡長者願意開始運動健身的戰鬥魂！

不倒翁學校與醫院、學校、運動中心

如果有一種藥，服用二個月就可以讓坐輪椅半年的老先生站起來，醫師應該善用這個藥方。

運動即良藥

第一個找我去演講，介紹健走運動的醫院是台南奇美醫院，由黃建程醫師推薦，劉榮宏副院長邀請我為老年醫學團隊介紹銀髮健身旅遊。奇美老年醫學團隊由副院長領軍，成員包括神經內科、精神科、復健科、家醫科醫師，物理治療師、職能治療師、語言治療師、護理師、營養師、心理諮商師、社工師等，當天有三十多位醫療專業人員參加，甚至還包括急診科醫師。

除了醫院、長照據點之外，養護機構很適合推廣健走運動，汐止翠柏新村、內湖康寧會館、內湖祥家安養中心。居家復能與居家醫療的醫師、護理師、治療師和居家照服員也參加不倒翁學校，將健走運動帶給居家個案使用。

多變化的不倒翁健走運動

健走杖不但是行動輔具，也是運動復健的工具。透過網路上的教學影片或海報，在家就可以看著影片運動。汐止春暖居家長照機構、北投育坊居家長照機構、屏東莘翊居護所、還有許多物理治療師和職能治療師將健走杖應用到居家復能，如佳錦居家職能治療所、優活物理治療所。不倒翁健走運動在專業醫護人員的手中，可以變化出許多用途。

不倒翁學校與健走隊：伴走志工

不倒翁學校推廣的歷程，從親身的經歷開始，隨著分享的對象的不同，我調整內容設計出各種不同形式的課程，從銀髮健身旅遊演講、健走運動研習課程、親子共學小團體、到舉辦銀髮健身旅遊團。

感謝許多不倒翁學校校友大力支持，將健走運動帶進自己服務的社區據點、機構，作為健康促進的團體運動課程，並擔任指導員。

要做就要做出品質，讓人肯定你的價值

有校友建議我，應該將不倒翁健走運動寫成教案，申請成為模組，就能得到政府的補助並且銜接政策，得以快速普及。然而，我只是受邀到處演講推廣而已，就已經全台走透透，忙的不亦樂乎。如果申請模組，受限於許多文書作業，不但自己受制於人，還要管理別人，並不是我擅長的事情，就算能得到補助，我也不會快樂。可能是受到蘇帆基金會蘇達貞老師的影響，認為對的事情就去做，做出意義，做出價值。陽光的淑蘭姐也常說，如果靠政府補助才能做，一旦政策改變了，就無法永續經營，豈不是白忙一場。要做就要做出品質，讓人肯定你的價值，願意使用者付費。

意想不到的良性發展

禍福相依，得不到政府補助經費，但也因此不受模組限制，而能發展出各式各樣的彈性課程，將不倒翁學校的觀念散播到意想不到的族群，包括大專院校師生、公益團體、基金會、樂齡大學、企業和政府單位。推廣健走運動讓我接觸到旅遊、冒險體驗、森林療癒、精神健康、原住民部落、線上教學、自媒體，最重要的是讓我認識了一起推動的夥伴們。

不倒翁學校推廣的模式中，有一種小團體或個人發起模式，三人以上願意自費二千元報名，並提供上課場地，就可以敲定時間開始招生，八人以上報名，就確定開班，並擴大招生。由於是自費參加，宣傳招生的過程比較辛苦，所幸到目前為止，凡敲定時間的場次，都順利招生開辦。而且經過努力的宣傳，招來的練習者都很認真，學習的動機強，效果特別好，學習之後就應用在職場上，或照顧自己的家人。

健走隊的必要條件及步驟

不倒翁學校是一顆種子，播種之後，有的無疾而終，有的開花結果，繼續開枝散葉。我發現成立健走隊是一個很重要的成效指標。僅止於觀念不夠，要實際揪團健走獲得健康，才能彰顯不倒翁學校的價值。協助各地舉辦健走運動課程的社區成立健走隊，是不倒翁學校一個重要的階段目標。

不同於機構或據點有計畫經費或政府長期補助，社區健走隊沒有長期的經費補助，必須靠社區民眾自動自發的參與，據我的經驗，社區要成立健走隊，有幾個必要的條件及步驟。以下舉例說明：

1熱心的發起人

強生醫療李巧彥董事長在台北市溫州街設立了強生寓所，由優活物理治療所的專業團隊，提供腦中風後患者的急性後期復健，鼓勵患者短期密集有效的運動復能。她很認同不倒翁學校，認為與強生寓所的理念相符合。願意協助在社區推廣健走運動，成立健走隊。

2招生培訓志工

以組織社區健走隊為目的，招收十名志工。於強生寓所開辦不倒翁學校伴走志工講習課程三小時，課程中每人製作一副竹健走杖。

3邀請有興趣參加健走的朋友

加入強生不倒翁健走隊ＬＩＮＥ群組。目前有一百一十人加入，每次揪團人數二人到十數人不等。

4約定固定集合地點和健走路線

健走集合點為大安森林公園健森房圓環，固定健走路線為繞行五百公尺。

5揪團健走

由志工主動在LINE群組發起，約定時間揪團健走。第一次約在週一晚上六點。最常約在週日早上八點。自由參加，活動時間約一小時。先在集合點暖身互相認識，接著分快慢兩組繞圈健走，行進方向相反，增加兩組相遇的次數。若臨時下雨就自動取消活動。

6志工培訓基地

強生寓所購置十副公用竹健走杖，若新隊員沒有健走杖，可先至強生寓所借用。

兼顧運動與社交目的的健走運動

我們從自助助人的角度出發，希望將健走運動推廣的技術門檻降低，不需要專業背景，也不需要團隊帶領的技巧，只要願意響應或發起揪團健走，參與健走活動，讓更多社區的民眾參與，擔任「伴走志工」。

「伴走志工」這個名詞，用意在於去除健走隊長的心理壓力，只要願意接納他人一起結伴健走，就可以擔任伴走志工。其實，最重要的伴走對象是自己和家人，無需負責旁人的安危，做個典範，讓人放心追隨或有伴的感覺，就是

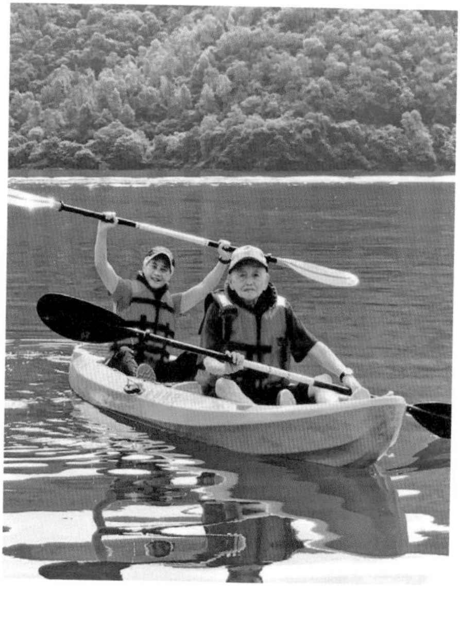

五十九歲的陳淑蘭獨木舟教練，陪九十三歲的舒爸在鯉魚潭划獨木舟，創不老水手最高齡紀錄。

很棒的貢獻。

兩個人結伴健走就可以自助助人，對伴走志工而言，在LINE群組發起一次揪團，就是為自己預約一個運動的目標，若能夠發起一個固定的時段，就容易養成健走習慣。參加團體運動課程的族群孤獨感下降六．九%、社交連結度提高三．三%。進行團體運動，建議最理想的人數是十人上下，比較能兼顧運動與社交的目的。一群人一起走，健走杖才會成為潮流。團結力量大，才能翻轉輪椅文化。

不倒翁學校與健身旅遊森林療癒

說要出去玩，誰都會想動起來。剛開始是為了鼓勵陽光的練習者，產生運動後體能改善可以出去旅遊的盼望，就會認真運動訓練。我和洪詩媛治療師經常舉辦戶外冒險體驗活動，帶陽光的練習者出遊，攀岩、爬樹、划龍舟、登合歡山。

由於洪詩媛非常細心認真，舉辦戶外活動的口碑越來越好。有新練習者來陽光活力中心，看到電視牆上的旅遊照片，開心地指著照片中的某一位團員說：「我就是聽她介紹的，我也想要能夠跟妳們一起出去玩。」或練習者說要帶朋友一起參加。我們就勸說：「不行喔！要先參加運動課程，鍛練三個月，才有體力出去玩，不然我們不放心。」一方面我們要先評估過練習者的體能狀況，降低未知的風險，一方面也是控制出團的人數和氣氛。如果太多不熟的人參加，當作是一般旅遊團，就會混淆我們健身旅遊的目的。

體驗森林療癒的小島職能治療所

後來洪詩媛治療師被挖角去澳門工作，一整年就沒辦旅遊活動，我感覺練習者來來去去，缺乏凝聚力，運動的氣氛就沒有以往那麼熱絡，跟一般的健身房也就差不多了。直到洪詩媛回國，創立小島職能治療所，標榜冒險體驗森林療癒，她會帶居家復能的個案去內洞森林遊樂區大自然療癒。我又開始與她合作。

透過趙子杰物理治療師的推薦，介紹我認識飛牛牧場的施尚斌董事長，和她的女婿莊竣博，邀請我們來飛牛牧場參觀。印象中牧場的行程多是親子旅遊，或小學生的校外教學。但近年來，為轉型迎接高齡社會，增設無障礙步道，希望能吸引樂齡客群。我邀請洪詩媛二度場勘，有許多自然元素，大片的草坡，樟樹林，平緩的步道，住宿餐飲的條件都不錯，可以設計二天一夜的定點旅遊行程，非常符合銀髮健身的活動。

與其說是旅遊，更像是把大自然環境當作健身房，步道健走二．六公里，沿途有廁所、休息區座椅，還有輪椅可借用。還可以躺在草坡上做墊上運動，或在樟樹林下看夕陽，早上在大草坪做日出瑜珈。我們邀請副校長張銑奶奶和女兒來體驗遊程，奶奶在路上看到地上的相思豆，不斷地彎腰撿豆，非常開心，樂此不疲。

銀髮健身旅遊的觀念日漸普及

有一次我受邀至旅遊從業人員研習課程演講，分享銀髮健身旅遊。其中一位聽講者劉綉燕是東南旅遊的東南亞部協理，覺得這似乎是個不錯的旅遊模式，將健身的元素加入旅遊行程中，而且是針對銀髮族，使用健走杖提高安全性。便邀請我到東南旅遊總公司辦一場不倒翁學校，全台灣各地的東南旅遊分店同時現場連線轉播，連老闆都來聽。便決定與我們合作，由東南旅遊將飛牛牧場旅遊團做成一項產品上架招生，跟著醫生去旅行，請我們帶領健身活動，另外還派一位資深導遊林家慧領隊。

由於飛牛牧場的環境很安全，連同領隊共有五位工作人員，大大增加照顧的安全品質，行前會打電話事先瞭解每一位團員的身體狀況和特殊需求。我們便放心接待各種銀髮團員。我們先竹健走杖ＤＩＹ，認識新朋友，許願。然後用自製的健走杖做運動，在園區步道健走，原本坐輪椅的團員也站起來慢慢走。

我們用彈力繩綁在輪椅前面，好像老牛拖車一樣，稱為飛天牛車。走累了坐輪椅休息，大家幫忙推拉。有機會可以幫助其他更虛弱的團員，在助人的過程中，自信增加。在大家的協助下，完成二・六公里的園區步道健走，很有成就感。團員在遊程中體驗到運動的樂趣和自信，後來便願

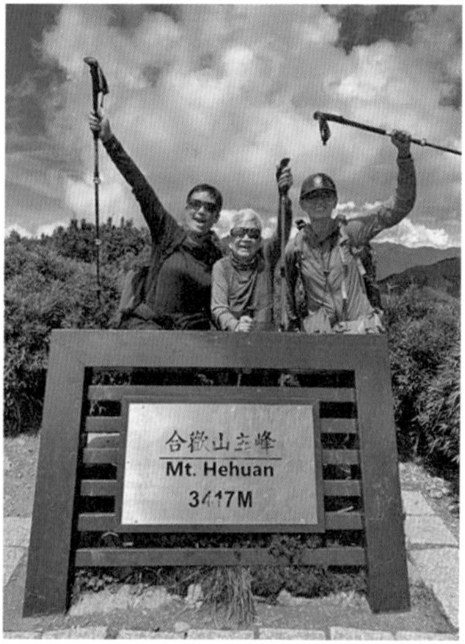

不倒翁副校長以高齡之姿登上合歡山主峰（右圖中）。

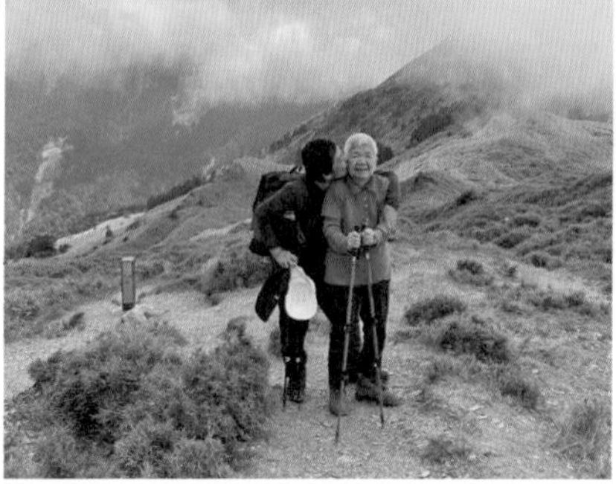

意到陽光活力中心找教練運動，這種健身旅遊團的團體動力，有如親子共學小團體。

洪詩媛治療師接著辦合歡山團，副校長登上合歡主峰的影片在年代新聞台「聚焦二・〇」節目中播出，激勵了全台灣很多銀髮長輩。竟有人打電話來陽光說要學登山。

銀髮健身旅遊的觀念漸漸為人所接受，我們繼續開團，除了飛牛牧場，還有司馬庫斯、大鞍之森等與森林療癒結合的行程。

說要出去玩，誰都會想動起來

不倒翁學校幫助銀髮族心理建設，成功踏出第一步，要感謝許多貴人相助，除了專業醫護人員、治療師、運動教練、社工、照服員、外籍看護及家屬子女介入運動訓練。還有社區、照護機構、社團、協會、基金會、醫院及學校邀請舉辦健走杖研習課程。更為重要的是不倒翁校友激勵人心的親身見證，透過媒體的報導傳播銀髮健身旅遊的觀念。

銀髮健身旅遊不是一般的旅遊團，而是認同不倒翁學校的朋友們，把握難得的機會，在醫師與治療師的陪同下，運用團體動力，鼓勵家中長輩運動，走出健康！從報名開始，就是設定一個目標。運動訓練三個月，就有體力出去玩。在旅途中融入健身的元素。運動訓練像遊戲。用歌聲敞開心胸。用健走杖慢慢走，交朋友，互相鼓勵，自助助人。

從助人的過程中建立自信，成為運動健身的模範生。我們歡迎醫療照護、健身、旅遊的專業人員帶家人一起體驗學習，我們希望能與更多的助人工作者合作，推廣銀髮健身旅遊！

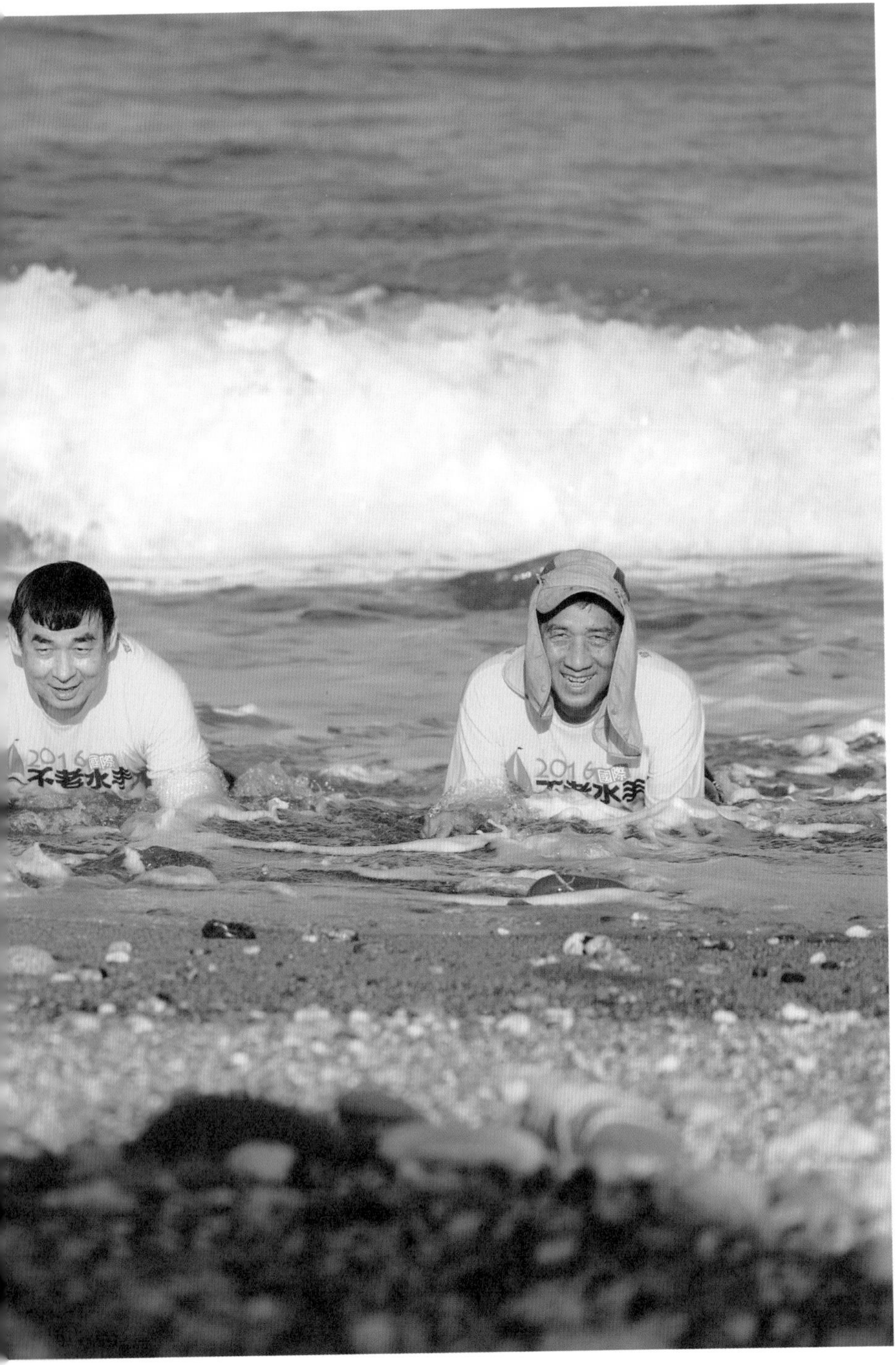
2016國際
不老水手

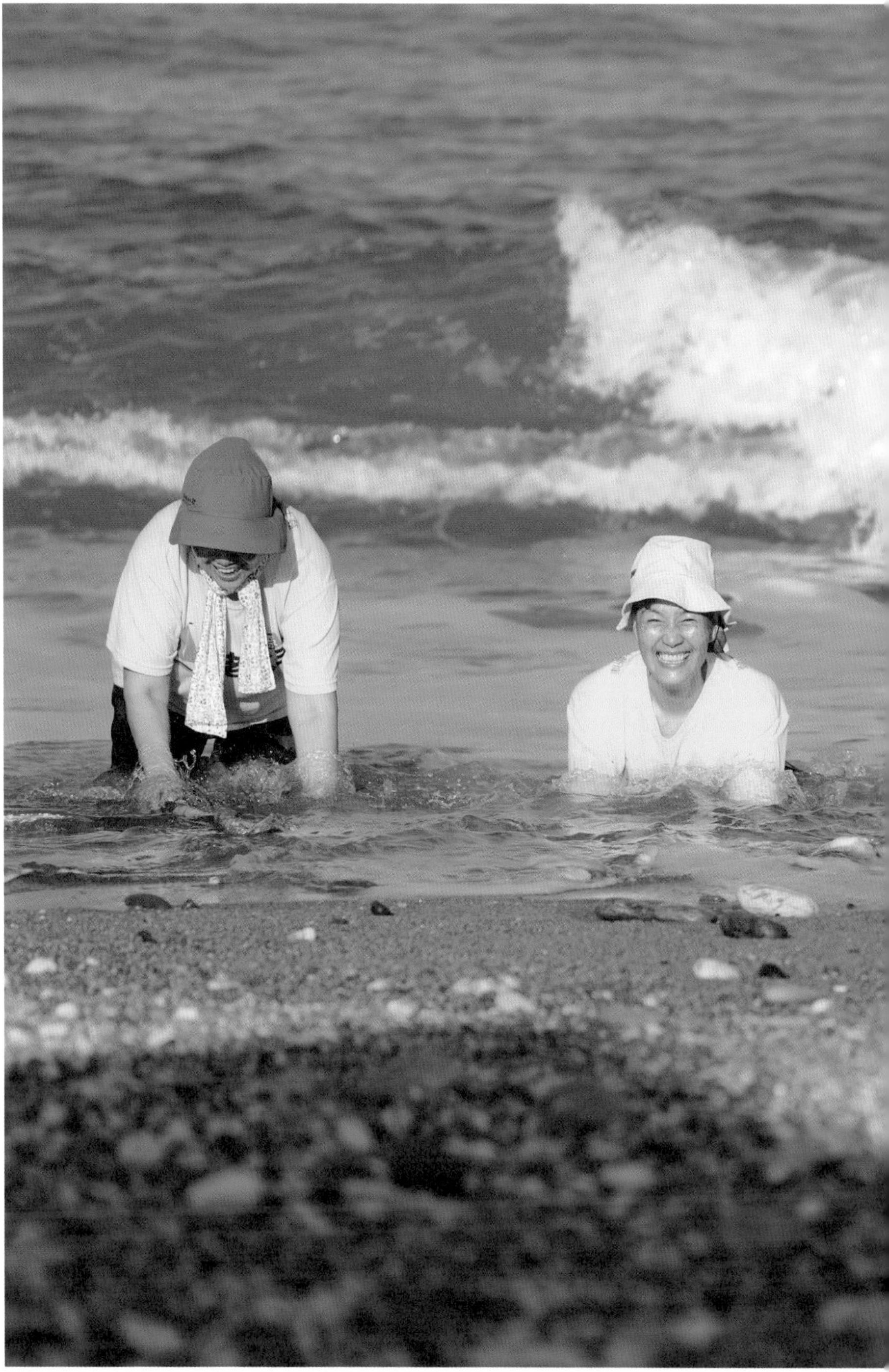

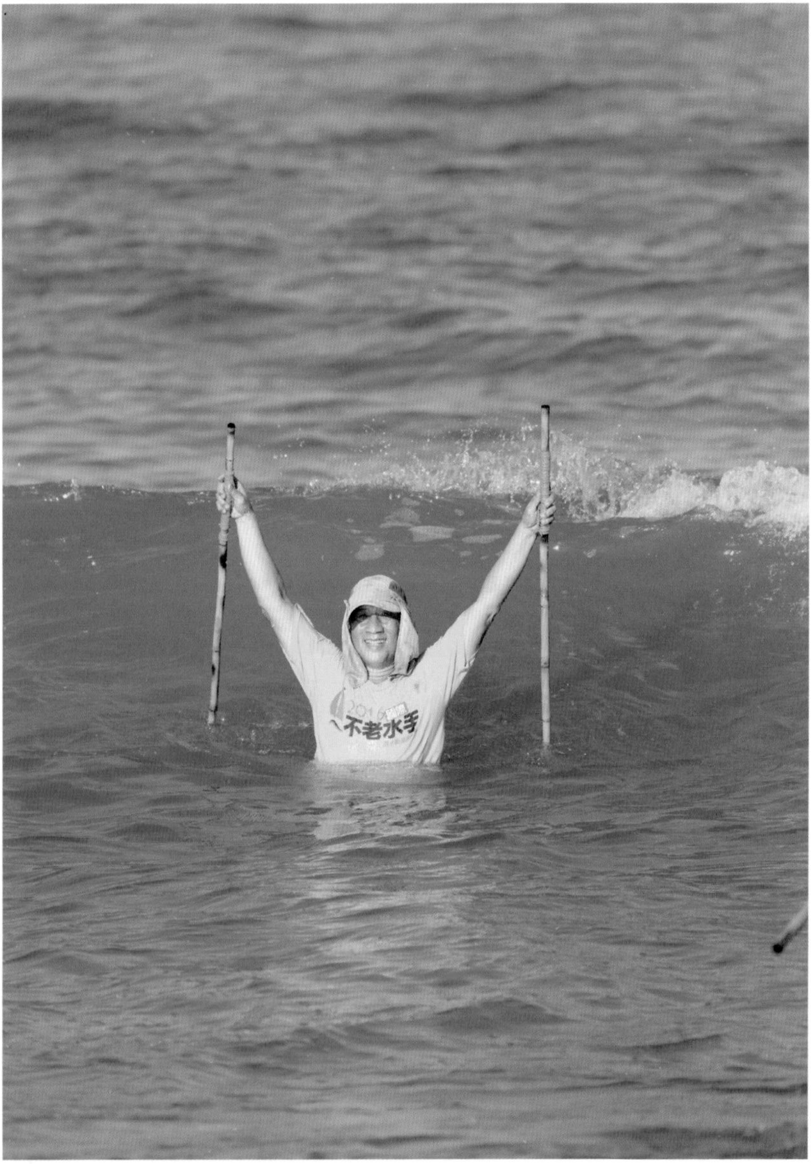
2016
不老水手

不倒翁健走運動

作　者—郭健中
主　編—王俞惠
責任行銷—王綾翊
內頁攝影—朱　磊
動作示範—林向葵、蘇達貞
封面設計
版型設計—evian
內頁排版—唯翔工作室

第五編輯部總監—梁芳春
董事長—趙政岷
出版者—時報文化出版企業股份有限公司
一〇八〇一九台北市和平西路三段二四〇號
發行專線—（〇二）二三〇六六八四二
讀者服務專線—〇八〇〇二三一七〇五
（〇二）二三〇四七一〇三
讀者服務傳真—（〇二）二三〇四六八五八
郵撥—一九三四四七二四時報文化出版公司
信箱—一〇八九九臺北華江橋郵局第九十九信箱
時報悅讀網—http://www.readingtimes.com.tw
電子郵件信箱—yoho@readingtimes.com.tw
法律顧問—理律法律事務所　陳長文律師、李念祖律師
印　刷—勁達印刷有限公司
初版一刷—二〇二一年十月八日
定　價—新台幣四五〇元

不倒翁健走運動／郭健中作. -- 初版. -- 臺北市：時報文化出版企業股份有限公司, 2021.10
240面；14.8×21公分

ISBN 978-957-13-9486-2（平裝）

1.健行　2.運動健康　3.老年

411.712　　110015615

ISBN 978-957-13-9486-2
Printed in Taiwan

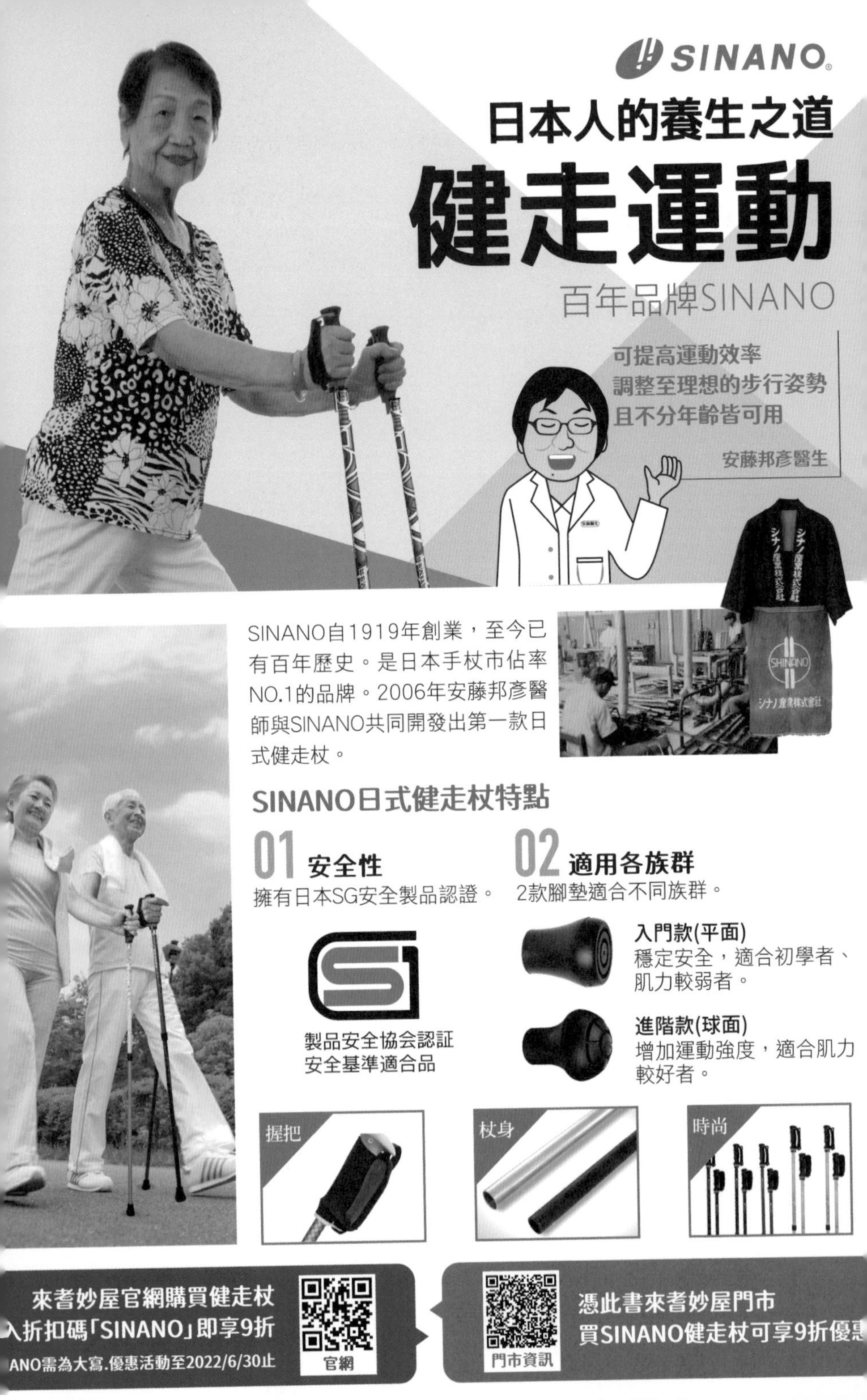
SINANO®
日本人的養生之道
健走運動
百年品牌SINANO
可提高運動效率
調整至理想的步行姿勢
且不分年齡皆可用
安藤邦彥醫生
SINANO自1919年創業，至今已有百年歷史。是日本手杖市佔率NO.1的品牌。2006年安藤邦彥醫師與SINANO共同開發出第一款日式健走杖。
SINANO日式健走杖特點
01 安全性
擁有日本SG安全製品認證。
製品安全協会認証
安全基準適合品
02 適用各族群
2款腳墊適合不同族群。
入門款(平面)
穩定安全，適合初學者、肌力較弱者。
進階款(球面)
增加運動強度，適合肌力較好者。
握把
杖身
時尚
來耆妙屋官網購買健走杖
入折扣碼「SINANO」即享9折
ANO需為大寫.優惠活動至2022/6/30止
官網
門市資訊
憑此書來耆妙屋門市
買SINANO健走杖可享9折優

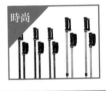